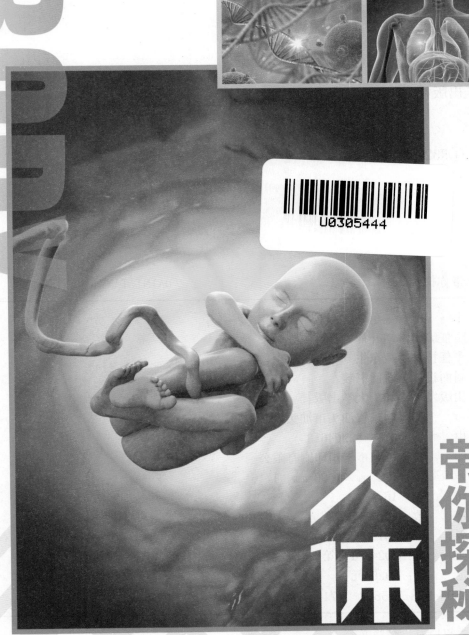

BODY

U0305444

人体 带你探秘

主编◎王子安

汕头大学出版社

图书在版编目（ＣＩＰ）数据

带你探秘人体 / 王子安主编. -- 汕头 ：汕头大学
出版社，2012.5（2024.1重印）
ISBN 978-7-5658-0771-8

Ⅰ．①带… Ⅱ．①王… Ⅲ．①人体－普及读物 Ⅳ.
①R32-49

中国版本图书馆CIP数据核字(2012)第096726号

带你探秘人体　　　　　　　　　　　　　　DAINI TANMI RENTI

主　　编：王子安
责任编辑：胡开祥
责任技编：黄东生
封面设计：君阅书装
出版发行：汕头大学出版社
　　　　　广东省汕头市汕头大学内　邮编：515063
电　　话：0754-82904613
印　　刷：三河市嵩川印刷有限公司
开　　本：710 mm×1000 mm　1/16
印　　张：16
字　　数：90千字
版　　次：2012年5月第1版
印　　次：2024年1月第2次印刷
定　　价：69.00元
ISBN 978-7-5658-0771-8

版权所有，翻版必究
如发现印装质量问题，请与承印厂联系退换

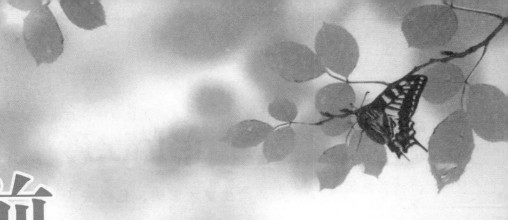

# 前　言

　　浩瀚的宇宙,神秘的地球,以及那些目前为止人类尚不足以弄明白的事物总是像磁铁般地吸引着有着强烈好奇心的人们。无论是年少的还是年长的,人们总是去不断的学习,为的是能更好地了解我们周围的各种事物。身为二十一世纪新一代的青年,我们有责任也更有义务去学习、了解、研究我们所处的环境,这对青少年读者的学习和生活都有着很大的益处。这不仅可以丰富青少年读者的知识结构,而且还可以拓宽青少年读者的眼界。

　　人体是一个极为神秘的机器,它有着各种充满科学谜题的组织。人体的表面是皮肤,皮肤下面有肌肉和骨骼。骨骼结构是人体构造的关键,它决定着人体比例的长短、体形的大小以及各肢体的生长形状。人体主要由无机物和有机物构成。构成人体的基本单位是细胞,细胞可分为细胞膜、细胞质和细胞核。本书讲述的即是跟人体相关的知识,共分为十章。分别介绍了关于人类起源的学说、人类的进化简史、古人类的遗迹与传说、千姿百色的世界人种、人类的大脑、人类的五官、人类的运动和消化系统、人类的呼吸与循环系统、人类的泌尿与内分泌系统以及人类的防御与生殖系统等内容。

　　综上所述,《带你探秘人体》一书记载了人体知识中最精彩的部分，从实际出发，根据读者的阅读要求与阅读口味，为读者呈现最有可读性兼趣味性的内容，让读者更加方便地了解历史万物，从而扩大青少年读者的知识容量，提高青少年的知识层面，丰富读者的知识结构，引发读者对万物产生新思想、新概念，从而对世界万物有更加深入的认识。

此外，本书为了迎合广大青少年读者的阅读兴趣，还配有相应的图文解说与介绍，再加上简约、独具一格的版式设计，以及多元素色彩的内容编排，使本书的内容更加生动化、更有吸引力，使本来生趣盎然的知识内容变得更加新鲜亮丽，从而提高了读者在阅读时的感官效果，使读者零距离感受世界万物的深奥。在阅读本书的同时，青少年读者还可以轻松享受书中内容带来的愉悦，提升读者对万物的审美感，使读者更加热爱自然万物。

尽管本书在制作过程中力求精益求精，但是由于编者水平与时间的有限、仓促，使得本书难免会存在一些不足之处，敬请广大青少年读者予以见谅，并给予批评。希望本书能够成为广大青少年读者成长的良师益友，并使青少年读者的思想得到一定程度上的升华。

2012年7月

# 目 录
## contents

第一章

玄幻的人类起源学说

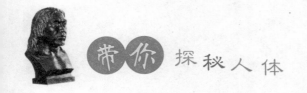

东西方关于人类的起源，有着各种各样的传说，大都以神话为主。几乎可以得出这样的结论，每一种文化历史背景下的人类种族、民族、部族都有着属于自己的祖先创世传说。这种传说不仅昭示着创造了天地自然，也昭示着创造了人类自己。当然，作为一种古老的文化记忆，神话仅仅是一种人类历史文明的远古印迹，真正的人类起源、进化的依据还得依靠科学去探讨、说明与论证。研究人类起源的证据主要是化石。人类学家通过研究各种古猿化石和人类化石，以测定它们的年代，从而将人类的演化史大致划分为几个阶段。另外还可以通过生物学的方法以研究现代人类、各种猿类等高等灵长类动物之间的蛋白质、脱氧核糖核酸的异同，从而进行人类起源研究。

人类学家认为，人类由古猿进化而来，这些古猿出现的时间约在1000万年前。从历史进化的角度来说，人类的演化大致可分为四个阶段：一是生存于440万年前到100万年前的南方古猿阶段，南方古猿最重要的特征是能够两足直立行走；二是生存于200至175万年前的能人阶段，化石主要发生于东非的坦桑尼亚和肯尼亚。能人最重要的特征是有扩大的脑，能制造石器；三是生存于170万年至20余万年前的直立人阶段，俗称猿人。化石主要有1891年发现的印度尼西亚爪哇人及20世纪20年代发现的北京周口店人。直立人最重要的特征是直立行走；四是生存于20万年到10余万年前的智人阶段，分为早期智人（远古智人）和晚期智人（现代人）。智人的解剖结构已与现代人基本相似。本章我们首先来说一说有关人类起源的神话传说。

# 人类起源的四种传说

南方古猿是已知最早的人类。1936年，古人类学家先后在在南非德兰士瓦的斯特克方丹采石场、克罗姆德莱、马卡潘斯盖特、斯瓦特克兰斯等地陆续发现了古人类化石。人类学家将在南非发现的南方古猿化石分为粗壮型南方古猿和纤细型南方古猿，逐渐确立了南方古猿是早期人类祖先的结论。与科学相对的是传说。有关人类的起源这一神秘、深奥的话题，自古以来的东西方社会，甚至东方文化背景下的不同民族（部族）都有着各自不同却又极其富有故事性的动人传说。比如，泥土造人说、感生说、猕猴变人说、葫芦出人说，这即是流传在中华民族不同分支民族中的"造人"神话。

◆ 泥土造人说

这种传说认为最初的人是天神用泥土做成的。我国哈萨克族的《迦萨甘创世》中说，人是创

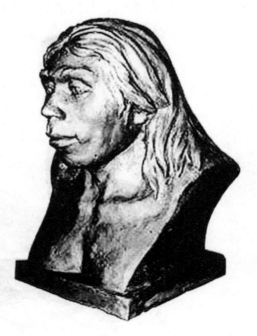

猿人头像

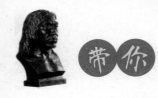

世主迦萨甘用黄土做成的。拉祜族神话《扎努扎别》中说，人类是天神厄莎用身上的垢泥创造的。彝族《天地的来源》中说，人是托罗神和沙罗神造的，他们拿黄土作人身子，用黑炭和白泥造人眼睛，造好之后，放在太阳下晒了整整七天，才变成人；而且两位天神还使人会呼吸，会说话，会唱歌。这种宣传"用泥土造人"的神话在我国苗、瑶、独龙等民族中广为流传，与汉族的

"女娲抟黄土造人"基本相似。

◆ 感生造人说

这种传说流传在我国彝族、白族地区中，比如《九隆神话》。另外台湾高山族的《人类起源的传说》中说："古时，在柏布特山的高处，有一块巨大的岩石。一天，岩石忽然一声巨响，裂成两半，里头出现了一个神人。接着又是一阵大海咆哮，波浪滔天，一个海浪打到鲁鲁塞克海岸的茂盛竹丛里，一

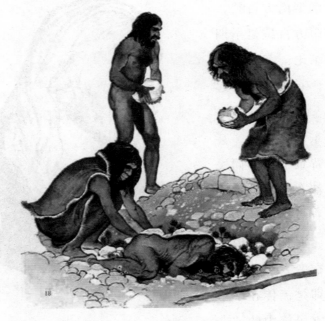

猿猴人

根大竹裂开，又走出一个神人，两人都是男神，相互结为朋友。一天，两人并枕而卧，膝头相擦，突然一神的右膝生一男孩，另一神的左膝生一女孩，男女二人后来繁殖，即为人类。"

◆ **猕猴变人说**

藏族《西藏王统记》中说，人类的祖先原系一神变的公猕猴，人类的祖母则是一岩精，后来他们结为夫妻，生出六个猕猴，食果实为生。后繁殖益多，果实已尽，于是父猴求神仙赠以不种自收之谷，诸猴饱食其谷，毛尾转短，能作言语，遂变成人，这就是雪国之人。而我国珞巴族神话中则说，起初有

两种猴子，一种是白长尾的，一种是红毛短尾的。短尾的猴子拿自己的毛用石头狠敲，敲出火来，烧东西吃，于是身上不再长毛，尾巴脱落，变成了人。

◆ **葫芦出人说**

这种传说认为人类是从葫芦里走出来的，比如我国苗、壮、佤、傈僳、布朗、拉祜等民族神话中都有此传说。佤族神话《达惹嘎木造人的故事》中说，人的首领受神的旨意与母牛媾合，生下一个拳头大的葫芦籽，种下这颗葫芦籽后就结出象小山一样大小的葫芦。后来大力士达惹噶木劈开葫芦，人就从葫芦里走出来了。

# 女娲娘娘造人的传说

女娲，又称女阴、女娲娘娘，姓凤，生于甘肃秦安，中国上古神话中的创世女神，是中华

民族伟大的母亲。女娲娘娘是被中华民族长久崇拜的创世神和始祖神。传说女娲用黄土仿照自己

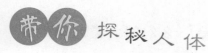

造成了人，创造了人类。还传说女娲补天，即自然界发生了一场特大灾害，天塌地陷，猛禽恶兽都出来残害百姓，于是女娲炼五色石补天，又杀死了恶兽猛禽。《风俗通义》中传说女娲娘娘替人类建立了婚姻制度，使青年男女相互婚配，繁衍后代，因此被传为婚姻女神。总之关于女娲娘娘的传说很多，下面我们就来了解其中的一种——女娲娘娘造人

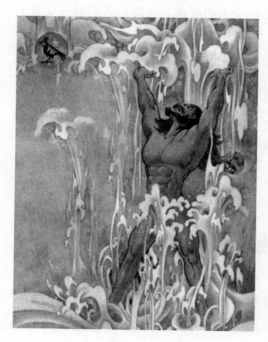

盘古开天辟地

的传说。

据说，盘古开辟了天地，用身躯造出日月星辰、山川草木；残留在天地间的浊气慢慢化作虫鱼鸟兽。这时有位女神女娲，正在莽莽的原野上行走。她放眼四望，山岭起伏，江河奔流，丛林茂密，草木争辉，天上百鸟飞鸣，地上群兽奔驰，水中鱼儿嬉戏，草中虫豸跳跃。她总觉得有一种说不出的寂寞，越看越烦，连自己也弄不清楚这是为什么。女娲觉得与山川草木诉说心中的烦躁，山川草木根本不懂她的话；对虫鱼鸟兽倾吐心事，虫鱼鸟兽哪能了解她的苦恼。于是她坐在一个池塘旁边，茫然地看着池塘中自己的影子。忽然她心头一亮：是呀！为什么她会有那种说不出的孤独呢？原来是世界上缺少一种像她一样的生物。

想到这儿，女娲马上用手在池边挖了些泥土，和上水，照着自己的影子捏了起来。她感到很高兴。捏着捏着，捏成

的东西，模样与女娲差不多，也有五官七窍，双手两脚。捏好后往地上一放，居然活了起来。女娲一见，满心欢喜，接着又捏了许多。她把这些小东西叫作"人"。这些"人"与别的生物不同，居然会叽叽喳喳讲起和女娲一样的话来。他们在女娲身旁欢呼雀跃了一阵，慢慢走散了。女娲的心一下子热乎起来，她想把世界变得热热闹闹的，让世界到处都有她亲手造出来的人，于是捏了一个又一个。但世界毕竟太大了，她双手都捏得麻木了，捏出的小人分布在大地上仍然太稀少。她想这样下去可不行，于是就顺手从附近折下一条藤蔓，伸入泥潭，沾上泥浆向地上挥洒。结果点点泥浆也变成一个个小人，与用手捏成的模样一样，这样一来大地就到处有了人。

一天，女娲走到一处，见人烟稀少，十分奇怪，俯身仔细察看，见地上躺着不少小人，动也不动，她用手拨弄，也不见动静，原来这是她最初造出来的小人，这时已头发雪白，寿终正寝了。女娲见了这种情形，心中暗暗着急，她想到自己辛辛苦苦造人，人却不断衰老死亡。这样下去，若要使世界上一直有人，岂不是要永远不停地制造？结果女娲参照世上万物传种接代的方法，叫人类也男女配合，繁衍后代。因为人是女娲创造的，不能与禽兽一样乱交，于是女娲娘娘就建立了婚姻，使人能够世代繁衍，并有了爱情和家庭。

## 黎母山的造人神话

《黎母山传说》是一则有关人类起源的神话，讲述了黎族祖先的来源。传说黎族女始祖"黎母"由蛇卵而生。这种卵生说是人类起源神话中的一种类型，比如我国苗族创世古歌叙述了苗族的女始祖与水

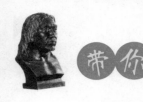

泡结合生下十二个蛋，再由这十二个蛋变成人类和其它生物；侗族创世歌《龟婆孵蛋》也讲述了"孵蛋造人"故事；《盘古神话》中也有"天地浑沌如鸡子，盘古生其中"的传说。黎母山的造人神话故事是说：在海南岛的中部有一座高山，长年云雾缠绕，看不清它的真面目。远古的时候，海南没有人类，山上只有各种飞禽走兽。有一天，天上的雷公云游四方，经过这里，看到海南岛上鸟语花香，是个好地方。他觉得要是能住在这里该多好啊，于是他就找来一颗蛇卵，藏在山中，让山上的五色雀照护。第二年三月初三这天，雷公再次经过，他从天上打下一声惊雷，山摇地动，震得藏在山上的蛇卵裂开两半，从里面走出一个美丽的姑娘。雷公变成一个慈祥的老爷爷，给这个姑娘取名叫"黎"。于是山中的五色雀、梅花鹿、还有各种小动物都跑来庆贺，它们叫她"阿黎姑娘"。

在山中各位动物朋友的帮助下，阿黎姑娘饿了就采摘野果来

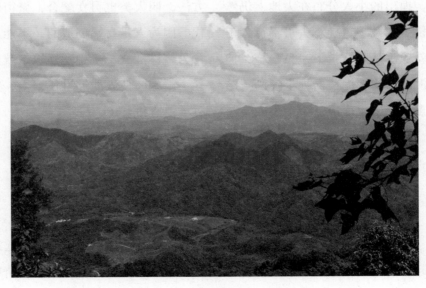

黎母山雄姿

吃，渴了就喝山泉水，困了就睡在大树上，无忧无虑，幸福快乐。有一天，有个英俊勇敢的小伙子来到海南岛，到山中寻找沉香。小伙子在山中遇到阿黎姑娘，他马上被阿黎姑娘的纯真和美丽所吸引，两人相互爱慕，心心相印，从此在一起劳动和生活，生了很多子子孙孙。后来靠采摘野果已不够他们生活了，雷公就派五色雀叼来稻种，于是阿黎夫妇带领子孙后代一起过上了幸福快乐的生活。他们死后，他们的子孙后代为了纪念自己的始祖，尊称她为"黎母"，把他们脚下这座母亲山叫"黎母山"，又在黎母山上修了一座"黎母庙"，每年的三月初三这一天，他们就成群结队来到黎母山上，载歌载舞，欢庆自己祖先"黎母"的生日，祈求来年风调雨顺、子孙后代繁衍昌盛。另外每当这天，雷公都来到黎母山，打下一声春雷，万物苏醒，欣欣向荣。

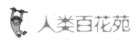

## "东边的故事"

人类学家将人分为南方古猿、能人、直立人和智人，南方古猿是目前已知最早的人。那么究竟是什么原因促使南方古猿逐渐获得直立行走和制造工具的能力的呢？1500万年前的非洲，从西到东覆盖着茂密的森林，居住着形形色色的灵长类动物，其中包括很多种类的猴子和古猿。可是在随后的几百万年里，那里的环境发生了巨大变化。当时非洲大陆东部的埃塞俄比亚、肯尼亚、坦桑尼亚一线裂开；埃塞俄比亚和肯尼亚的陆地上升，形成了海拔270米以上的高地。这些高大的隆起改变了非洲的气候，破坏了以前从西到东一贯的气流，使东部成为少雨的地区。于

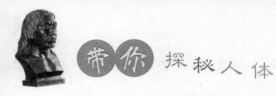

是连续的森林开始断裂成一片片的小树林。大约在1200万年前，这里形成了一条从北到南长而弯曲的峡谷。大峡谷妨碍峡谷东西两侧动物群的交流，使人和猿的共同祖先的群体分成两部分。也就是说，大峡谷西部的群体生活在湿润的树丛环境，最终成为现代的非洲猿类。而大峡谷东部的群体为了适应新的生活，逐步形成具有两足直立行走、解放上肢、开始使用和制造工具等能力的古猿人。法国古人类学家科庞将这种人类的演化模式，叫做"东边的故事"。

# 《圣经》中的上帝造人

与东方诸如黄土造人、卵生人类等传说一样，西方的有关人类的起源，同样也是具有浓厚神话色彩的。西方世界最流行的就是——上帝造人的传说。这种传说记载于《圣经·旧约全书》的首部"创世纪"中。上帝造人的传说认为：上帝在创造天地的第六天，就开始照着自己的形象造人。上帝用地上的尘土造人，将生气吹在人的鼻孔里，人就成了活人，名叫亚当。后来上帝说亚当独居不好，要为他造一个配偶。于是上帝使亚当沉睡，

取下亚当的一条肋骨造成一个女人，名叫夏娃。接着上帝把夏娃领到亚当跟前，使两人配为夫妻。这样一来，亚当和夏娃便是西方人认为的人类始祖。下面我们就来介绍一下《圣经》中的上帝造人传说的七日过程。

在宇宙天地尚未形成之前，黑暗笼罩着无边无际的混沌，于是上帝用七天创造了天地万物。第一日，上帝说："要有光。"上帝于是将光与暗分开，称光为昼，称暗为夜，便有了晚上、早晨；第二

日，上帝说："诸水之间要有空气隔开。"上帝便造了空气，称为天；第三日，上帝说："普天之下的水要聚在一处，使旱地露出来。"于是，水和旱地分开，旱地为大陆，众水之处为海洋。上帝又吩咐地上要长出青草、蔬菜及果树；第四日，上帝说："天上要有光，可以分管昼夜，定节令、年岁。"于是上帝创造了太阳、月亮和星星；第五日，上帝说："水要多多滋生有生命之物，要有鸟在地面天空中飞翔。"于是上帝就造出鱼和各种水中的生命，及各样的飞鸟；第六日，上帝说："地要生出牲畜、昆虫、野兽。"于是上帝造出了这些生灵。接着上帝又说："我要照着我的形象造人，派他们管理海里的

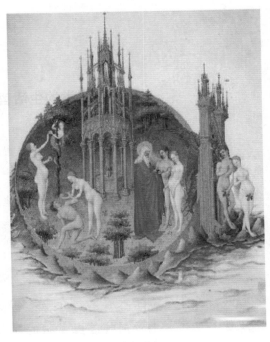

上帝造人

鱼、空中的鸟、地上的牲畜和地上爬行的一切昆虫。"于是造了人，并让人成为万物之灵。第七日，天地万物都造齐了，上帝在这一天里，歇息了。于是星期日也成为了人类休息的日子。

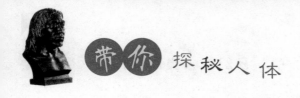
人类百花苑

### 人类的生活哲理

当初上帝造人之前，先造了驴子，他对驴子说："你吃草，任务是负重，寿命是50年，行不行？"驴子说："不行，只吃草，还要干活，我只要活二十年就行了。"上帝答应了他的要求。接着上帝又造了猴，他对猴子说："你吃野果，工作是从一颗树上跳到另一颗树上来取悦于人，寿命是三十年，行不行？"猴子说："不行，我只要十五年就行了。"上帝也答应了他的要求。接着上帝又造了狗，他对狗说："你吃剩饭，任务是给主人看家，寿命是20年，行不？"狗说："不行，我只要十年。"上帝同样答应了狗的要求。最后上帝造了人，他对人说："你锦衣玉食，任务是统治世间万物，但你的寿命只有二十年，行不？"人说：不行，我寿命太短了，你把驴子的三十年，猴子的十五年和狗的十年都给我吧。上帝也答应了人的要求。结果，人在无忧无虑中度过了二十年，之后人又不得不过上三十年驴子的生活，十五年猴子的生活和十年狗的生活。

## 人类源于水猿的假说

从科学角度来说，现在陆地上的动物大都是从水中走上陆地的。在地球的演化史上，地球曾经是一个水球，地球最早的生命是从水中诞生的。人类与其他水生哺乳动物有很多相似之处，早期的人类就生活在水中。大约800万年前，有一种类猿的树栖动物居住于非洲的茂密森林中。后来这种动物的后代分成两支，一支进化成人，另一支成了现代猿。树猿从树上下来来到了平坦的栖息地——水中。这种观点叫做"水猿理论"，由《水猿的假说》的作者埃莱娜·摩根提出。

摩根指出，大多数早期人类化石是在被水覆盖的地方或史前时代的水边发现的，其中最著名的人类化石——被称为夏娃的露茜的发掘点旁还发现了许多鳄鱼蛋和蟹类贝类化石。摩根还指出，人类与水生哺乳动物如海豚、河马、海象之间有许多生物学上的相似性，比如都有皮下脂肪，可以保温从而避免身体的热量在水下很快散失掉。而大多数陆生

哺乳动物包括猿，都没有这种皮下脂肪层。另外人类和水生哺乳动物只有很少或根本就没有毛发。

摩根提出的人类源于水猿的假说，认为人类还留有如下几种水中生活特点：一是鼻孔朝下而不朝上，这样在潜水时水不会进入鼻腔；二是人体需要碘和脂肪酸，这是大脑发育的重要养分，这些养分

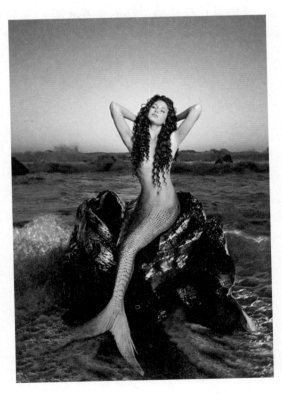

美人鱼

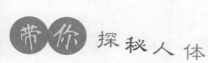

在鱼和贝类的体内很常见，而在陆地生物中却很少见；三是人类的皮肤被许多皮脂腺覆盖，可以分泌皮脂，以使头发和皮肤油滑，而猿没有这种皮脂腺；四是人体无法调节对盐的需求，而要通过"出汗"来调节体温，而灵长类动物却不需要靠出汗调节体温，这说明人类是从盐分丰富的海洋中来的；五是人类以外的灵长类动物，都不是游泳能手；六是人类面对面的性交姿势，在水生哺乳类中是最常见的姿势，比如水中交配的鲸鱼、海豚、海牛，以及岸上交配的海狸、海獭等，都是如此。另外就是童话中广为流传的水中生物——"海上魔女"美人鱼的传说，摩根相信"美人鱼"不只是一个美丽的传说，而是古猿在水中进化的一个分支，只是后来因环境变化而最终灭绝了。

第二章

漫谈人类的进化简史

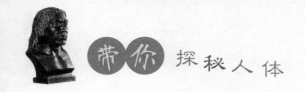

　　人的生命开始于受精卵，男性通常透过性交的方式使女性受精，从而完成生命的最初过程。受精卵在女性的子宫历时38周，经过各种生长时期，最后变成胚胎，再变成胎儿。胎儿被女性从体内娩出后第一次靠自己呼吸后，被称为婴儿。接着婴儿开始逐步成长，学习继承各种人类文明，负担起社会与家庭责任，最终进入到老年与死亡。这就是一个人的生命过程。而整个人类的进化过程则是经历了漫长的历史岁月，并且随着地球环境的变化而潜移默化着。简单来说，人类的进化历经了如下的过程：

　　约6500万年前，一颗陨石撞击到了墨西哥的尤卡坦半岛上，造成巨大灾难，使得包括恐龙在内的三分之二的动物物种灭绝，爬行动物的黄金时代结束，原始哺乳类动物逃过劫难并迅速进化；5000多万年前，灵长类动物快速演化，从低等灵长类动物原猴（如狐猴、眼镜猴）中进化出高等灵长类动物——猿猴，如猕猴、金丝猴、狒狒与猿；约2500万年前，猴类开始向猿类进化。古代类人猿最早出现在非洲东部南部，分为低等类人猿如长臂猿，高等类人猿如猩猩、古猿；1200万年前，非洲东部的大裂谷形成，把非洲分为东方和西方两个独立的动物系统，成为人、猿分道扬镳的关键，裂谷之西迄今仍处在猿类阶段。大裂谷以东约600万年前出现了一种勉强以双足着地、双手作辅助的古猿（南方古猿），这是现代公认的最早的人类祖先；150万到250万年前，南方古猿的一支进化成能人，最早在非洲东岸出现，能人会制造工具；约20万到200万年前，直立人在非洲出现，也就是所谓的晚期猿人，他们开始懂得用火，开始使用符号与基本语言；100万年前，冰河时期来临，直立人开始迁徙，向世界各地扩张；3万到25万年前，早期智人开始出现于非洲，后向欧亚非各低中纬度区扩张，比如大荔人、马坝人、丁村人、许家窑人、尼安德特人都属于早期智人。约6万年前，随着冰河期的到来，生存环境愈发困难，终于在3万年前，所有早期智人灭绝；约1万到5万年前，晚期智人开始出现，这是现代人的祖先，如山顶洞人、河套人、柳江人、麒麟山人、峙峪人等都属于晚期智人。在晚期智人阶段，艺术开始出现，能够人工取火，当今世界黄、白、黑、棕四大人种开始蕴育形成。本章我们就来简单扼要地介绍一下人类的进化历史。

# 人类由古猿进化来

人类的历史始于人类的出现。关于人类如何起源，历来传说、争论很多。1859年，英国生物学家达尔文出版了生物学巨著——《物种起源》，阐明了生物从低级到高级、从简单到复杂的进化规律。1871年达尔文又出版了《人类的起源与性的选择》一书，列举了许多说明人类是由已经灭绝的古猿演化而来的证据。但达尔文没有认识到人和动物的本质区别，也没能正确

解释古猿如何演变成人。后来无产阶级革命家恩格斯提出了"劳动创造人类"的科学理论，并于1876年写了《劳动在从猿到人转变过程中的作用》一文，指出人类从动物状态中脱离出来的根本原因是劳动，人和动物的本质区别也是劳动。文章论述了从猿到人的转变过程，即古代的类人猿最初成群地生活在热带和亚热带森林中，后来一部分古猿为寻找食物下到地面活动，逐渐

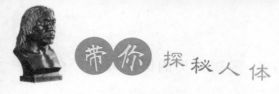
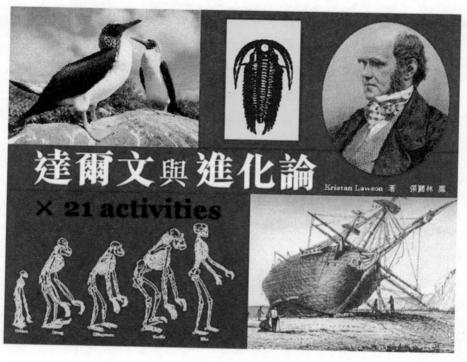

達爾文與進化論

× 21 activities

Kristan Lawson 著　張闊林 譯

《物种起源》

学会用两脚直立行走，前肢解放出来，并能使用石块或木棒等工具，最后终于发展到用手制造工具。与此同时，在体质上，包括大脑都得到相应的发展，出现了人类的各种特征。恩格斯把生活在树上的古猿，称为"攀树的猿群"；把从猿到人过渡期间的生物，称作"正在形成中的人"；把能够制造工具的人，称作"完全形成的人"。

后来，随着化石材料的不断发现和测定年代方法的不断改进，人们对人类起源的认识也不断深化，已可以大致勾划出人类起源和发展的线索。目前科学界的基本结论是——人类起源于古猿。猿类的出现可追溯到地质学上的渐新世。现在所知的最早的古猿是1911年发现于埃及法雍的"原上猿"，生存年代约为3500～3000万年前。比"原上猿"稍晚的有1966—1967年在法雍发现的"埃及古猿"，生存年代约为2800～2600万年前。比这两种更早的还有"森林古猿"，于1856年首次发现于法国，后来欧、亚、非洲的许多地方都发现了同类型的化石，其生存年代约在2300～1800万年之前。这些古猿很可能是现代类人猿和现代人类的共同祖先。

◆ **古老的森林古猿**

森林古猿是古猿化石的一种类型，发现于古地质学上的中新世和上新世地层。最初科学家以1856年在法国中新世地层中发现的3块下颌骨为依据，将其定名为森林古猿方氏种。由于在相同的地层中发现有橡树等植物化石，原定名者认为这类古猿是生活在森林环境中的，故将其命名为森林古猿。森林古猿化石陆续发现于欧洲、非洲和亚洲，其地质时代基本为中新世至上新世。发现的森林古猿化石多为破碎的颌骨、牙齿。多数人认为，森林古猿包括了现代大型猿类的祖先，也可能包括人类的祖先。

森林古猿类的化石十分众多且复杂，1965年古人类学学者E.L.西蒙斯和D.皮尔比姆把森林古猿属分为3个亚属和7个种，即：一是森林古猿亚属的森林古猿方坦种和森林古猿莱顿种，化石主要产地在欧洲；二是西瓦古猿亚属的森林古猿印度种和森林古猿西瓦种，化石产地主要在亚洲。1977年，古人类学学者皮尔比姆把森林古猿印度种和西瓦种改为西瓦古猿属；三是原康修尔猿亚属的森林古猿非洲种、森林古猿尼安萨种和森林古猿大型种，化石主要产地在非洲。其中，森林古猿非洲种被认为可能是现代黑猩猩的祖先，森林古猿大型种被认为是现代大猩猩的祖先。森林古猿类的这个分类系统，如今仍被不少人类学家所采用。

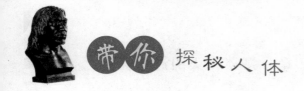

![人类百花苑] 人类百花苑

## 森林古猿的牙齿特征

森林古猿的牙齿与人类的不同之处有：犬齿较大；下第一前白齿呈扇形；白齿的前后径较大；各齿从前向后依次增大；下白齿具有典型的五个齿尖。与现代猿类相比，森林古猿的下门齿相对较小、较薄，不如现代猿类门齿那样向前倾斜。颊齿的齿冠基部釉质增厚的齿带比现代黑猩猩和大猩猩的更发达。森林古猿的犬齿相对较小，下第一前白齿与犬齿之间有小的齿隙，下颌联合部没有现代猿那样向后延伸的猿板，白齿咬合面虽有皱纹但没有现代猩猩的繁杂。

### ◆ 发现腊玛古猿

腊玛古猿的英文单词是Ramapithecus，其中"Rama"是印度梵文史诗《腊玛耶那》中的祭神首领——阿约迪亚。腊玛古猿生活在距今约1400万年到800万年间。美国耶鲁大学的刘易斯是腊玛古猿化石的发现者，发现地点是印度的西瓦立克山区，时间是1934年。腊玛古猿的化石还在中国的绿丰、开远遗址，以及土耳其的安那托利亚、匈牙利的路达吧尼亚山区等地发现。腊玛古猿的化石主要是上、下牙齿。腊玛古猿的化石和发现的地层告诉我们，腊玛古猿主要生活在森林地带，森林的边缘、林间的空地是它们的主要活动场所。野果、嫩草等植物是它们的重要食物，同时它们还吃些小动物。腊玛古猿还会把石头做为工具，用它来砸开兽骨，吮吸骨髓。据推测，腊玛古猿身高约1米，体重在15至20公斤，能够初步用两足直立行走。

腊玛古猿在人类演化史中具有很重要的地位，是人类分化出来的第一阶段，革命导师恩格斯称腊玛古猿为"正在形成的人"。20世纪60年代初，西蒙斯认为腊玛古猿比任何其他的早期人猿化石更像人，因此腊玛古猿被看作为人科最早的代表，他认为腊玛古猿是1000多万年以前就与森林古猿分开而向人类发展的最早的人类祖先。不过到了70年代后期，分子生物学的兴起和许多新化石的发现表明人和猿最早分歧的时间距今大约500~600万年。因而与腊玛古猿化石的地质年代发生了矛盾。

近年来，国外许多著名的人类学家都研究了腊玛古猿和西瓦古猿之间的关系。英国人类学家安德鲁斯提出，腊玛古猿和西瓦古猿是同一类型的雌雄个体，与猩猩的亲缘关系比与人、黑猩猩和大猩猩的关系更为密切，因而腊玛古猿不能被看做是一个直接的人类祖先。美国的人类学家皮尔比姆、利普森

等，也认为腊玛古猿不是一个人科成员。不过与上述观点相反的是，美国人类学家西蒙斯认为腊玛古猿中国的禄丰种和印度的旁遮普种的下颌骨，在齿弓和一些牙齿形态上很类似于早期的南方古猿。而且在中国禄丰西瓦古猿头骨上宽的眶间隔和方形的眼眶等特征，也与南方古猿相似，而不同于猩猩。因此，西蒙斯明确提出，根据解剖学的证据，腊玛古猿类是人科成员。近年来，随着研究的不断深入，有些人类学者对中国禄丰发现的腊玛古猿和西瓦古猿化石进行研究后提出：这两类古猿可能是一个种的雌雄个体，并根据眶间隔很宽等特点，认为它们可能是向南方古猿和非洲猿类方向进化的一个代表类型。由此而奠定了中国在古人类祖先的起源地等问题上的地位。

◆ **南方古猿**

南方古猿是早期人类，约生活在距今500万年至150万年之间，最初生活在300多万年前的非洲。

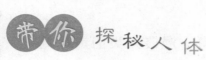

从化石考古来看，南方古猿的头骨要比人类的短，脑容量也比人类的小，但脑结构已与人类相近。南方古猿已经能够直立行走，并懂得使用天然工具。南方古猿化石最早发现于1924年，地点是南非金伯利以北，是一个幼年古猿的头骨。后来又在南非马卡潘山洞、唐恩等地，以及东非的奥莫、奥杜威等地发现了南方古猿化石。这些化石主要是头骨、下颌骨、髋骨、牙齿、四肢骨，可以看出南方古猿的牙齿、头颅、髋骨等已经和人相近，并和猿类有显著的差别。

据考古资料分析，最早的南方古猿出现的年代大约在400~300万年

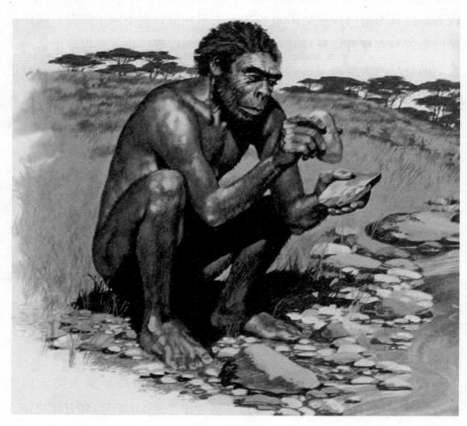

南方古猿

前，而且脑容量很小，体质上雄性明显远比雌性大。被称为"露西"的年轻雌性南方古猿骸骨于1974年在非洲的依索比亚出土。通过对"露西"的化石研究，我们可以看出：此时的南方古猿能以足直立，步履蹒跚地行走；而且从肩胛骨及臂骨分析发现，南方古猿仍保持着攀援的特征。而且依据考古资料可以得出：非洲南方古猿的身高约为145厘米，雄性平均体重为65千克，雌性为35千克，脑容量为现代人的三分之一。

另外，南方古猿至少有粗壮型和纤细型两种。其中粗壮型体重平均在40公斤以上，脑量大于500毫升，身材较高；纤细型身高约1.2～1.3米，脑量平均不到450毫升，体重约在25公斤左右。一般认为，粗壮型是南方古猿发展中已经绝灭的旁支，而纤细型则是人类的祖先。同时粗壮型南方古猿是蔬食者，纤细型南方古猿是杂食者，而且肉类在食物中占有很大的比重。科学家曾经在美国的原始丛林中碰到过可怕的"野人"，他们身上长着长长的毛，头上有一缕尖尖的发梢，身材高大。一些学者认为这些"野人"就是幸存的粗壮型南方古猿。

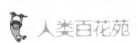

人类百花苑

## 南方古猿

南方古猿是灵长类中唯一的能两足直立行走的动物。最早的南方古猿化石是1924年在南非开普省的汤恩采石场发现的，是一个古猿幼儿的头骨。达特教授对化石进行研究后，在1925年发表一篇文章，提出汤恩幼儿是位于猿与人之间的类型，并定名为南方古猿。随后，在南非以及

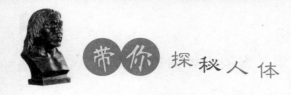

非洲的其他地区，又发现了数以百计的猿人化石。20世纪60年代后，人类学界才一致肯定了南方古猿是人类进化系统上最初阶段的化石。

南方古猿生活在距今100万年到420多万年前间，分成纤细型和粗壮型。纤细型，又称非洲南猿，身高在1.2米左右，颅骨比较光滑，没有矢状突起，眉弓明显突出，面骨比较小；粗壮型，又叫粗壮南猿、鲍氏南猿，身高约1.5米，颅骨有明显的矢状脊，面骨相对较大。从牙齿来看，粗壮南猿的门齿、犬齿较小，但白齿硕大，颌骨也较粗壮，说明以植物性食物为主。粗壮型古猿在距今大约100万年前已经灭绝。

# 神秘的古人与能人

古人是介于猿人与新人之间的人类，约生存于20～10万年前，地质年代属更新世晚期，文化上属于欧洲考古文化学上的旧石器时代中期的莫斯特期。最早的古人化石是1856年在德国杜塞尔多夫尼安德特河流域的附近洞穴中所发现的尼安德特人，所以人类发展的这个阶段又被称为尼人阶段。尼安德特人的主要特征有：一是脑容量很大，男女平均为1440毫升，但脑的结构保留了不少原始特征；二是眉嵴发达，前额较倾斜，枕部突出；三是颜面很长，眼眶圆而大，两眶间距离相当大；四是鼻部扁宽，颌部前突，颏部后缩。这些形态特征使得尼安德特人仍保留有一些猿的性质。

能人化石是自1959年起，由人类学家利基在东非坦桑尼亚的奥杜韦峡谷和肯尼亚的特卡纳湖畔陆续发现的，主要存在于坦桑尼亚的早更新世地质层中。"能人"由人类学家利基等人在1964年为从奥杜韦发现的一批化石而命的名。最早的能人化石包括头顶骨片、下颌骨，是1960年在坦桑尼亚奥杜韦峡谷发现的，距今约190万年。后来在坦桑尼亚奥杜韦、肯尼亚特卡纳湖以东地区、埃塞俄比亚奥莫河谷地，均陆续发现了能人化石。

据考古资料发现：能人的平均脑容量大于南方古猿，但小于直立人，男性约700～800毫升，女性约500～600毫升；能人脑的大体形态以及上面的沟回与现代人相似，颅骨和趾骨更接近现代人；能人的上颌和下颌小于南方古猿，门齿和犬齿都相对较大。后齿也大，但小于南方古猿。咀嚼能力相当强；能人的头后骨骼与南方古猿一样强壮有力，完全适于两脚直立行走。如今，人类学界认为：早期的南方古猿向两支发展，一支向更粗硕、牙齿更大的方向，另一支向更多增加脑量的方向发展。后一种就是能人，是能制造工具的人类。最早的石器已发现于奥莫河谷和阿法低地的250万年前的地层中，它们正是由能人制造的。这些石器包括可以割破兽皮的石片，带刃的砍砸器和可以敲碎骨骼的石锤。

# 远古时代的直立人

直立人是一种形态特征比能人进步，但比智人原始的古人类。直立人又称作猿人，是从猿到人的中间环节的意思。直立人生活在距今约180～20万年前，其化石发现于地质时代的早更新世至中更新世，考古年代为旧石器时代早期。直立人可能源于非洲，是由能人进化来的，后来进化成早期智人。直立人化石最早于1890年在印度尼西亚的爪哇发现，以后发现地点主要集中在亚洲南部和中部、非洲东部和西北部以及欧洲西部。著名的直立人化石主要有印度尼西亚的爪哇人、

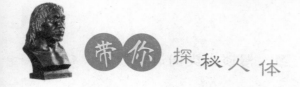

脸、小牙齿、大头颅。

总之，直立人是旧石器时代早期的人类。北京房山周口店遗址出土的40多个个体的人类化石、数以万计的石器、用火的遗迹和采集狩猎的遗物，均是旧石器时代直立人的社会生活的缩影。通过考古资料发现，直立人能够使用打制石器，制作木棒等简陋工具，能利用工具同自然进行斗争，从而逐步改造了自然和人类本身。另外，直立人已经懂得用火，这是人类文明的巨大飞跃。直立人用火烧烤食物、照明、取暖和驱兽，促进了身体和大脑的发展，增强了同自然斗争的能力。而且从考古资料可以看出，生活于中华大地的直立人已经开始过着采集和狩猎的生活了。

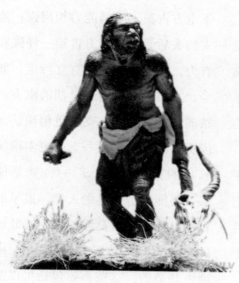

直立人

中国的蓝田人和北京人、北非的毛里坦人。从考古化石来看，直立人头骨平扁，骨壁厚，眉脊粗壮，脑量平均小于1000毫升；身材明显比南方古猿高大，平均身高160厘米，平均体重约60千克；肢骨与现代人差别不大。科学家认为，直立人同现代人更"亲"，都是大骨架、长

## 原始社会的早期智人

早期智人，又称古人，生活　　于距今20～5万年前。目前世界上

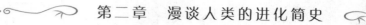

发现的早期智人化石有70多处，最早的早期智人化石有两个：一个于1848年发现于西班牙的直布罗陀，一个于1856年发现于德国迪塞尔多夫附近的尼安德特河谷山洞中。其中，尼安德特河谷山洞中的早期智人化石包括一个成年男性的颅骨和一些肢骨化石，生活约于7万年前。最早被人们重视的是尼安德特河谷发现的人类化石，因而古人类学又将早期智人化石称为尼安德特人。如今，早期智人化石在亚、非、欧三洲都有发现，比如西起西班牙和法国，东到伊朗北部和乌兹别克斯坦，南到巴勒斯坦，北到北纬53度的广大地区。

著名的早期智人包括：广东的马坝人，有1个头盖骨，生活于10万年前，1958年发现；湖北的长阳人，1块左侧上颌骨断片及2个牙齿，生活于4～6万年前，1956年发现；山西的丁村人，3颗牙齿，生活于10万年前，1954年发现；陕西的大荔人，1个较完整的头骨，1978年发现；山西的许家窑人，顶骨3块、枕骨2块，左上颌骨一块和一些零星的牙齿，生活于旧石器时代中期，1976、1977年发现；另外还有辽宁营口的金牛山人、安徽巢湖的银山人、贵州桐梓的桐梓人。

早期智人在国外主要有：1908年发现的法国圣沙拜尔人，1921年发现的赞比亚罗德西亚人，1931—1932年发现的巴基斯坦斯虎耳人。另外还有发现于埃塞俄比亚的博多人，距今20～30万年前；发现于赞比亚的布罗肯山人，距今13万年；发现于印度尼西亚梭罗河沿岸的昂栋人（梭罗人）。从考古资料来看，早期智人打制的石器种类更多、更精细，并已有复合工具；不但会用天然火，而且会人工生火；同时已经穿兽皮，并且开始有埋葬死者的风俗。从社会形态上来说，早期智人已进入早期母系氏族社会，已从族内婚发展到族外婚，即一氏族的成年男子集体与另一氏族的成年女子结婚。

另外有的学者认为，早期智人可分两类：一类是以尼安德特人

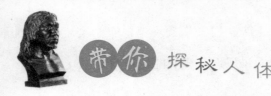

和圣沙拜尔人为代表，称为典型尼人；另一类是以斯虎耳人为代表的非典型尼人。尼人创造了被称为莫斯特文化的石器工业，以细小的尖状器和刮削器为代表。后来典型尼人在当地进化为晚期智人。一般说来，非典型尼人的脑量小于典型尼人，而形态特征更接近能人即早期猿人。通过考古发现：尼人的头骨比较平滑和圆隆，颅骨厚度减小；面部从眉脊向下到下齿列部分，向前突出的程度与直立人相似。欧洲尼人的鼻骨异常前突，鼻孔可能更朝向前方。

## 著名的晚期智人

晚期智人，又称新人，生活在约5万年前至1万年前。古人类学家将1万年以来的人类，称为现代人。晚期智人与现代人类的关系最近，时间最紧密。新人化石最早于1868年在法国克罗马努的山洞中发现，有颅骨4个，属于3个男性，一个女性，生活于约2～3万年前。晚期智人在欧洲考古学上，又被称为克罗马努人。新人的体质特征是：额部较垂直，眉嵴微弱；颜面广阔，下颌明显；身体较高，脑容量大。总的来说，新人很接近现代人，已经会制造磨光的石器和骨器，学会钻木取火。而且当时的社会，男女已有明确分工，男人打猎捕鱼，女人采集和管理氏族的内部事务。实行群婚制，只知其母，不知其父，妇女是氏族的中心。

在我国的古人类考古发掘中有许多晚期智人文化遗址，我国最先发现的晚期智人化石就是著名的周口店山顶洞人。这些化石是1933年在龙骨山的山顶洞中发掘的，包括完整的头骨三个、头骨残片三块、下颌骨四件、下颌残片三块、零星牙齿数十枚、脊椎骨及肢骨若干件。但在日本发动的侵华战争中，这些珍贵的北京猿人化石最终被美国人弄得不知去向。幸而这批珍贵材料在失踪前已经被作成了模型，才留下了一些可贵的资料。我国重要的晚期智人化石还有发现于广西柳江的柳江人、发现于四川资阳的资阳人（1951年发现，有头骨1个，以及上颌骨、颚骨等）、发现于贵州普定的穿洞人，以及河套人（1922年发现一颗外侧门齿，1956年发现1块顶骨和1段股骨，更新世末期）、来宾人、麒麟山人、峙峪人、丽江人、黄龙人。其中在山顶洞人的洞穴里，还发现一枚长82毫

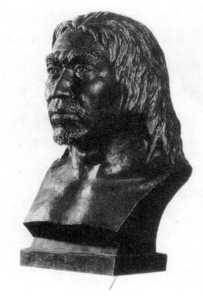

晚期智人头像

米的骨针，表明当时的人已能用兽皮缝制衣服；另外，还有穿孔的兽牙和贝壳等装饰品。

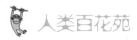

## 火是人类文明的灯塔

火是大自然中最神奇和最常见的现象，至少在50万年前，人类已经开始使用火了。在北京猿人的洞穴中，人类学家发现了好几层灰烬，从中找到了许多被火烧过的石头和骨头，说明北京猿人已学会管理火。原

始人对火的使用分为两个阶段：第一阶段是利用自然界的野火，并把它作为火种保存起来；第二阶段是懂得人工取火，发现石头间的碰撞可以产生火花，物体间的摩擦也可以生出火，从而掌握一些取火的技巧。人类使用火，增强了人类征服自然的能力。火可以帮助人类驱赶野兽，保卫自己；也可用作洞穴照明，给人类以温暖，避开严寒的侵袭。火还可以帮助人类猎取大型野兽，使人类能吃到熟食。也就是说，火的使用是促使人类摆脱茹毛饮血的原始生活的第一步。

# 第三章

## 寻找古人类的遗迹与传说

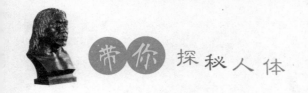
在有关古人类的体质特征、生活习性以及社会形态等方面的研究中，古人类学家主要根据出土的骨骼化石与文化遗址等为依据，进而研究和判断出人类的进化史。或是根据三个方面来确定在不断进化阶段的古人类的生理和行为特征，一是牙齿的形状和式样；二是双足的直立行走；三是颅骨的大小和形状。科学家根据这些特点和人体的其他特点进行推论，并通过比较人类祖先的化石骨骼与现代人、现代猿的相同骨骼，就能找出人类进化的方式及可能的线索。比如牙齿，灵长目中非人类动物的牙齿都很大，适合咀嚼树叶和其他坚硬食物，而且都长着大而突出的犬牙，以抵御敌人的侵袭；而人类的牙齿明显不同，最重要的区别是人类的犬牙并不比其他牙齿特别突出，所有牙齿都比其他动物的牙齿小得多。这是因为古人吃肉食、熟食，这些东西由于容易咀嚼和咬断，所以牙齿变得越来越小。最后连颌骨也变小，嘴巴不再往外突出，面部也变成一个垂直的平面，和灵长目中所有非人动物的脸截然不同。

当然，人类和其他动物之间最重要的区别还是人类的行为，这主要是由大脑来控制的。于是，脑髓愈来愈发达，脑细胞和神经细胞也愈来愈多，愈来愈复杂，人类的大脑正常大小平均为1000～2000毫升，比灵长目任何其他动物的大脑都要大3倍以上。与此相适应的，是人类的脑颅也越来越大，前额变得往前突出，头顶变平。因此，根据各种骨骼化石的不同特点，借助于遗传化学、比较骨骼形态学、对灵长目动物行为的研究以及对简单狩猎和聚集部落的社会学分析，古人类学家就可以推断出人类进化的历史过程，排列出人类进化的家世谱系。不过，所有有关古人类研究的前提就是得到有价值的古人类化石、古人类的活动遗址，而这些均需要通过考古学家在茫茫的地球海轮环境中去寻找、发掘。总的来说，古人类的骨骼化石越完整、越富有年代代表性、越富有进化特征，其价值就越大。同样的，古人类的活动遗址所遗留下来的古文明信息越丰富，从中可以发掘更多的社会文明内容，作出富有开拓性的推断，则其价值也就越大。从19世纪开始，已经发掘出许多古人类遗址，这些不仅为研究人类本身提供了可贵的实物资料，而且也为进行人类社会的历史文明研究提供了超越文字、跨越时空的实物佐证。本章我们就继续以古人类为话题，来谈一谈古今中外富有代表性的古人类遗迹，以及一些富有传奇色彩的特殊民族的祖先来源。

# 闻名世界的北京人

北京人，又称北京猿人、北京直立人、中国猿人北京种，是生活在更新世的直立人。北京人化石遗存于1927年在北京西南的周口店龙骨山发掘，距今约50万年。北京人遗址是世界上出土古人类遗骨和遗址最丰富的遗址，先后发现五个比较完整的北京人头盖骨化石和一些其他部位的化石，还有十万件以上的石器和石片。北京人化石遗存最早由瑞典地质学家安特生和美国古生物学家师丹斯基于1921年8月发

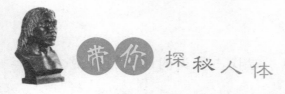

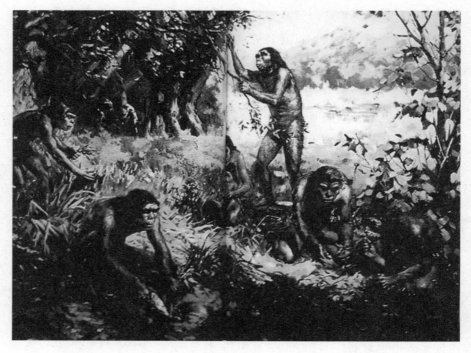

北京人

现，1927年起进行发掘。1929年12月2日，中国考古学者裴文中发掘出第一个完整的头盖骨，后来北京猿人头盖骨却在1941年下落不明，成为历史上的一个著名谜团。现存唯一标本是1966年发现的一个北京人头盖骨的模型。从体质特征上来说，北京人颧骨较高，脑容量平均1000多毫升；身材粗短，男性高约156厘米，女性约144厘米；前额低平，眉骨粗大，颧骨高突，鼻子宽扁，嘴巴突出，头部微微前倾。下面我们我们就来详细说一下闻名世界的北京人。

1918年，中国北洋政府矿政顾问、瑞典地质学家安特生在北京西南周口店的山洞里发现一处含动物化石的裂隙堆积。1921年，安特生和古生物学家师丹斯基等人在当地群众引导下，在龙骨山北坡又找到一处更大的含化石地点，即北京人遗址——"周口店第1地点"。于是1927年在周口店开始进行大规模的系统发掘，由瑞典古脊椎动物学家步林和中国地质学家李捷主持。后来于周口店发掘的古人类被定名为"北京中国猿人"，美国古生物学家葛利普则俗称其为"北京人"。

1929年12月2日下午，我国考古学家裴文中发现了一个完整的北京人头盖骨。北京人头盖骨的发现彻底弥补了中国没有人类起源的空缺。特别是随后又发现了石器和用火遗迹，基本明确了人类进化的序列，为"从猿到人"的人类进化学说提供了有力的证据。不幸的是，1937年的日本帝国主义全面发动了侵华战争，周口店的发掘工作被迫中断。而且当时已发现的5个北京人头盖骨，以及头骨碎片、面骨、下颌骨、股骨、肱骨、锁骨、月骨、牙齿等珍贵标本，均于1941年12月太平洋战争爆发前后，全部被美国人偷走。新中国成立后，周口店的发掘工作恢复。又发现了北京人的牙齿5颗，下颌骨一具，一个残破的头盖骨。同时还发现了10万件以上的石制品，以及丰富的骨器、角器和用火遗迹。

通过考古发现，北京人遗址的堆积物厚40米以上，其中有北京人用火留下的灰烬。上部的34米为含化石的堆积，自上而下可分为13层。较大的灰烬层有4个，第4层的灰烬最厚处超过6米。根据动物化石的性质，第11～13层的时代与遗址以南约1.5公里的周口店第13地点相当。后者也为洞穴堆积，曾发现有石制品、灰烬、烧骨和哺乳动物化石，是周口店最早的遗存。周口店第15地点出土的材料最丰富，有大量动物化石和石制品，还有灰烬和烧骨。第4地点曾发现一颗人牙，从而成为周口店地区除北京人遗址、山顶洞遗址以外又一个出土人类化石的地点。1976年，人类学家采用铀系法、裂变径迹法、古地磁法，测定了北京人遗址的年代，即第13层以上距今70万至20万年左右，第14层以下距今70万年以前。

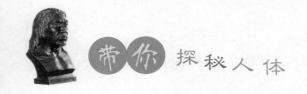
# 中华最古老的元谋人

元谋人，学名元谋直立人、元谋猿人，是在我国发现的直立人化石。因发现地点在云南元谋县上那蚌村西北小山岗上，所以定名为"元谋直立人"，俗称"元谋人"。"元谋"出自傣语，意为"骏马"，如今元谋县被誉为"元谋人的故乡"。元谋人化石于1965年发现，是两颗左右门齿。后来还发现了石器、炭屑和有人工痕迹的动物肢骨。元谋人距今约170万年，是旧石器时代早期的古人类，生活在亚热带草原–森林的环境中。

约170万年以前，云南元谋一带是一片亚热带的草原和森林，先有枝角鹿、爪蹄兽等第3纪动物在这里生存繁衍。以后又有桑氏鬣狗、云南马、山西轴鹿等早更新世的动物生活在这片草原和森林。它们大多数都是食草类野兽。而为了生活下去，元谋人开始使用粗陋的石器捕猎它们。根据出土的两枚牙齿、石器、炭屑，以及发掘出的少量石制品、大量炭屑

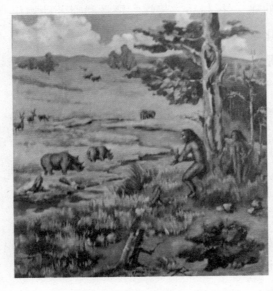

元谋人

和哺乳动物化石，可以得出元谋人已经是能制造工具和使用火的原始人的结论。另外，考古学家认为，后来"元谋人"北上越过金沙江，到甘肃、青海成为古羌戎人；往东北越过白令海峡进入美洲，又成为印第安人的祖先。总之，元谋人是迄今所知中国境内最早的古人类。

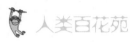
人类百花苑

## 惊人的史前洪水传说

　　人类许多民族的上古神话传说和早期宗教里都记载：地球北半球突然被来历不明的洪水包围，近千米高的洪峰，以雷霆万钧之势，咆哮着冲向陆地，吞没了平原谷地，吞没了所有生灵。有人认为史前洪水是人类传讹附会的记忆，也有人认为这是千真万确的事实。古巴比伦的《季尔加米士史诗》是世界上现存史料中对大洪水记载最完整的。记载里说，洪水伴随着风暴，在一夜之间淹没了大陆上所有的高山，只有居住在山上和逃到山上的人才得以生存下来。我国《山海经·海内篇》、《孟子·滕文公》、《淮南子·览冥训》中也都有关于史前洪水的记载。西方的《圣经》也对史前洪水有所描述："洪水泛滥地上40昼夜，水往上涨，把方舟从地上漂起"；"水势在地上极其浩大，山岭都淹了"；"5个月后，方舟停在拉腊山上；又过4个月后，诺亚离开了方舟，地已全干了。"

　　考古学家发现的许多史前遗迹，如亚特兰第斯大陆、希腊文明及海底建筑物，均可能是因那次洪水而消失的。于是，历史学家们认为，大约1万2千年前左右，人类文明曾遭受了一次特大洪水的袭击，那次洪水

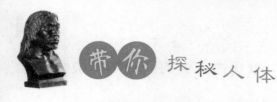

也导致了大陆的下沉。这次大洪水造成了全人类文明的毁灭，只有极少数人得以存活下来。在中国、日本、马来西亚、老挝、泰国、印度、澳大利亚、希腊、埃及、非洲、南美、北美土著等不同国家和民族都保留着惊人相似的"大洪水"传说。于是历史学家得出结论：这次大洪水发生在公元前8000年到14000年之间；因一种巨大的能量而导致"史前大洪水"或"史前全球性海浸事故"；这次大洪水造成了一个史前文化断层。

# 三秦大地的蓝田人

蓝田人是旧石器时代早期人类，属直立人，发现于陕西蓝田县的公王岭和陈家窝。蓝田人学名"直立人蓝田亚种"，生活的时代是更新世中期、旧石器时代早期。1964年发现于陕西省蓝田县公王岭，所以命名"蓝田人"。公王岭蓝田人距今约80~75万年，陈家窝蓝田人距今约53万年。1964年发现于陕西蓝田县公王岭的蓝田人化石为30多岁女性的头骨，是目前亚洲北部所发现的最古老的直立人。

公王岭的蓝田人化石有头盖骨、鼻骨、右上颌骨和三颗白齿，同属于一个成年女性。公王岭蓝田人的头盖骨低平，额部明显倾斜，眉脊骨粗壮，骨壁厚，脑量为780毫升，吻部向前突出，表现出较为原始的形态。在蓝田人化石遗址中还发现了大尖状器、砍砸器、刮削器和石球等石器，加工方法为简单的锤击法。陈家窝位于灞河右岸，化石也发现于最高一级阶地的红色土层中。陈家窝的蓝田人化石有下颌骨，是个老年女性。在陈家窝共发现哺乳动物化石14种，陈家窝的时代晚于公王岭，大致和北京人相当。

公王岭是陕西灞河左岸最高的一级阶地。在古老的巨厚砾石层之上，堆积着厚约30米的棕红色砂质粘土，即地质学上的"红色土"、"离石黄土"，人类化石就埋藏在其中。公王岭的红色土中发现哺乳动物化石42种，包括中国缟鬣狗、李氏野猪、三门马、葛氏梅花鹿、蓝田剑齿虎、中国奈王爪兽、更新猎豹和短角丽牛等。公王岭动物群最引人注目的地方，是它具有强烈的南方色彩，如其中的大熊猫、东方剑齿象、华南巨貘、中国貘、毛冠鹿和秦岭苏门羚等，都是华南及南亚更新世动物群的主要成员。公王岭动物群中存在着这么多的南方森林性

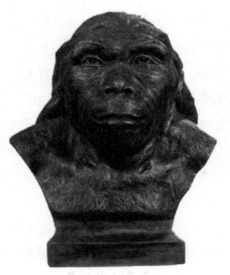

蓝田人复原像

动物，一方面表明当时蓝田一带气候温暖、湿润，林木茂盛；另一方面也表明那时的秦岭不像今天这么高，还未隆起成为妨碍南北动物迁移的地理屏障。

# 中华南方的马坝智人

马坝人是我国东南地区旧石器时代中期的人类化石，属早期智人。马坝人化石1958年发现于广东韶关市曲江区马坝镇狮子山石灰岩溶洞中，动物化石有鬣狗、大熊猫、貘、剑齿象等，地质时代为中

更新世之末、晚更新世之初。马坝人生存时代距今12万年至13万年，是介于猿人和现代人之间的一种古人类型，是直立人转变为早期智人的重要代表，是迄今为止广东地区发现的唯一的古人类。

马坝人遗址是两座石炭纪石灰岩孤峰，远观如狮伏地，头低尾高。山中溶洞纵横交错，上下相通，底层终年积水。1958年，韶关市曲江区马坝镇农民在狮子岩附近烧制土磷肥时，在溶洞中的一条山石裂缝中发现马坝人的头骨化石，属一中年男性个体。该马坝人化石为一头骨的颅顶部分，包括额骨和部分顶骨，还保存了右眼眶和鼻骨的大部分。从化石可以看出：马坝人眉嵴粗厚，眶后部位明显收缩，

额骨比顶骨长，表现出和直立人类似的原始性质；颅骨骨壁较薄，颅穹窿较为隆起，脑量超过北京人，又具有智人的性质。

总的说来，马坝人的长相是眉骨前缘向前突出，头顶盖低平，前额部向后倾斜，口吻部阔平尖出；头骨呈卵圆形，无顶骨孔，眼眶上缘为圆弧形，与尼安德特人相似；鼻骨相当宽阔，与现代人不同。另外还发现与"马坝人"头骨化石共存的剑齿虎、剑齿象、鬣狗、犀牛、大熊猫、狗、獾、中国犀、貘、东方剑齿象、鬣狗、野猪、鹿、羊、猴等动物化石。1984年在洞内又出土了两件砾石打制的砍砸器。

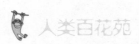
人类百花苑

## 沉睡千年的冰尸

奥兹冰人木乃伊是一具有着5300年历史的木乃伊，他被谋杀在一个冰冷的史前世界。他也许是最古老的谋杀案受害者，尸体于1991年被发

现。瑞士和意大利科学家利用最新医学成像技术研究后发现，"冰人"死于后背中箭引起的失血过多。箭头进入体内的角度表明他是被人从下方击中。由于箭没有射到任何重要器官，研究人员估计奥兹流了很多血，最后在痛苦中死去。　这个发现澄清了围绕"冰人"死因的种种猜测。此前有人认为，"冰人"死于暴风雪，或死于某种祭祀活动；意大利考古博物馆的研究人员认为，奥兹是在雪地里睡着了被冻死的或是死于雪崩；另外一些研究人员认为，奥兹很可能死于战争，因为他身上武装着斧头、刀和弓箭。冰人现在被保存在意大利木乃伊博物馆。

# 龙骨山的山顶洞人

山顶洞人，又称"新洞人"，属于华北地区旧石器时代晚期的人类化石，是晚期智人，距今约3万年。因发现于北京周口店龙骨山北京人遗址顶部的山顶洞而得名，于1930年发现，并由裴文中主持发掘。与人类化石一起，还出土了石器、骨角器和穿孔饰物，并发现了中国迄今所知最早的墓葬。山顶洞人处于母系氏族公社时期，按母系血统确立亲属关系。山顶洞人能够打制石器，已掌握磨光和钻孔技术；会人工取火，靠采集、狩猎为生，还会捕鱼；已用骨针缝制衣服，懂得爱美，死后还要埋葬。山顶洞人为7个人体的人骨，年龄范围自新生儿至老年，其中三个头骨保存良好。

山顶洞分为洞口、上室、下室和下窨4部分。洞口向北，高约4米，下宽约5米。上室在洞穴的东半部，在地面中间发现一堆灰烬，说明上室是山顶洞人居住的地方。上室中发现有婴儿头骨碎片、骨针、

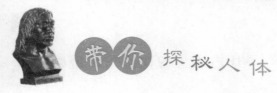

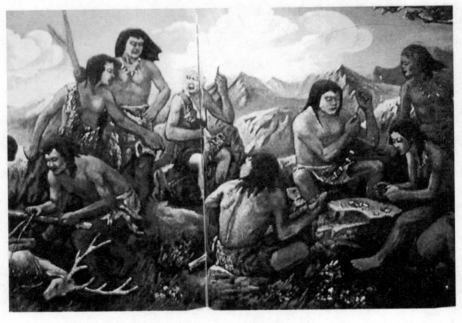

山顶洞人生活复原图

装饰品和少量石器；下室在洞穴的西半部稍低处，深约8米，发现有3具完整的人头骨和躯干骨，人骨周围散布有赤铁矿的粉末及随葬品，说明下室是墓葬地；下窨在下室深处，是一条南北长3米、东西宽约1米的裂隙，这里发现了许多完整的动物骨架。山顶洞发现的动物化石有洞熊、斑鬣狗、鸵鸟、果子狸、变种狼、中华缟鬣狗、剑齿虎、鼢鼠、田鼠、豪猪、三门马、梅氏

犀、葛氏斑鹿、扁角肿骨鹿、德氏水牛、硕猕猴。

山顶洞人的体质特征为：头骨的最宽处在顶结节附近，牙齿较小，齿冠较高；下颌前内曲极为明显，下颏突出，脑量已达1300～1500毫升；男性身高约为1.74米，女性为1.59米。山顶洞人是与爱斯基摩人、美洲印第安人和中国人有密切联系的原始蒙古人种的代表。山顶洞人的装饰品有穿孔的兽牙、海蚶壳、小石珠、小石坠、鲩鱼眼上骨和刻沟的骨管，表明山顶洞人已经有了审美观念。山顶洞人以渔猎和采集为生，使用刮削器、尖状器和砍砸器3种工具，已经掌握了刮挖、磨光、钻孔等技术，会用骨针和骨锥缝制衣服，围着兽皮做的裙子，并且已懂得人工取火，掌握了制火技术。这些都标志着人类认识和利用自然界的能力的提高。

# 古老的苏美尔人

苏美尔人，又称苏默人，是历史上两河流域——底格里斯河和幼发拉底河中下游的早期定居民族，他们建立的苏美尔文明是整个美索不达米亚文明中最早、也是全世界最早的文明。苏美尔文明主要位于美索不达米亚的南部，开端可以追溯至公元前4000年，结束于公元前2000年。苏美尔文明最终被闪米特人建立的巴比伦文明代替。苏美尔文明属于楔形文字时代，最早使用"苏美尔"这个名字的是阿卡德人。苏美尔人称自己为"黑头的人"，称居住的地方为"文明的君主的地方"。在语言学中苏美尔语是一个孤立语言，不属于任何语族，而阿卡德语属于闪含语系。

最早的苏美尔是由数个独立的城市国家组成，国家之间用运河和界石分割。每个城市国家的中心是该城市的保护神或保护女神的庙。每个城市国家由主持宗教仪式的祭司或国王统治。比较大的城市有埃利都、喀什、拉伽什、乌鲁克、乌尔和尼普尔。后来乌鲁克国王鲁嘎尔·萨格·西推翻了苏美尔拉伽什王朝的霸权，占领乌鲁克，建立了乌尔王国，是最后一个苏美尔民族

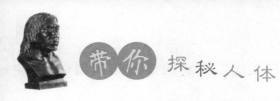
的国王。公元前2000年后，在外来敌对势力的打击下，乌尔王国很快处于崩溃的边缘。第三王朝的末代国王伊比辛在位时，苏美尔大将伊什比埃拉在易欣城发动叛乱，自立为王。不久，乌尔城便被闪米特军队攻破，乌尔第三王朝灭亡。后来伊什比埃拉很快将闪米特人赶出乌尔城，暂时恢复了乌尔王国的旧有疆域。可惜苏美尔人互不服气，互不买账。伊什比埃拉一死，苏美尔人这种内部不团结的劣根性，就给了亚述人进攻的天赐良机，他们于

公元前1800年左右大举发动扩张战争，占领了美索不达米亚北部和中部；与此同时，赫梯人在安纳托利亚高原和叙利亚的势力越来越强，于是复兴起来的苏美尔民族，眨眼间又处在了亡国灭种的险境。公元前1793年，汉漠拉比大帝在巴比伦即位，美索不达米亚平原上新的统一战争开始了。公元前1763年，最后一位苏美尔君主瑞穆辛的首都拉尔萨城被巴比伦军队攻陷。从此，苏美尔人便在历史上销声匿迹。

苏美尔人的许多发明对后来的

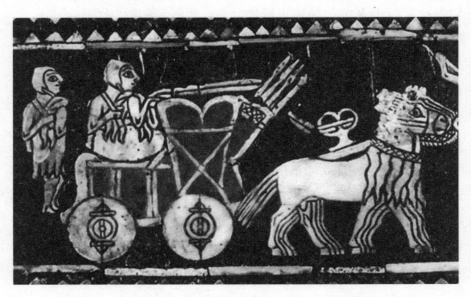

苏美尔人文化

技术和文化的发展是非常重要的。比如使用城墙来保护城市；发明了轮、锯、皮革、镯子、锤子、鞍、钉子、大头针、指环、铲子、釜、刀、长矛、箭、剑、胶、匕首、袋子、头盔、船、盔甲、箭桶、剑鞘、靴子、拖鞋、叉和酿酒等技术；发明的文字是目前已知的最早的文字书写系统；苏美尔人也是最早纪录天文学现象的人。苏美尔人还按照月亮的盈亏把一年分为12个月，共354天，同时设闰月调整阴历阳历之间的差别；公元前7世纪，形成了7天为一星期的制度；引入了将小时分为60分钟，每分钟分60秒的计时系统；发明了军事阵列，苏美尔的军队主要由步兵组成。轻步兵的武器是斧、匕首和矛。正规步兵还配有铜盔、毡披风和皮革裙。苏美尔人使用的远兵器包括投石索和简单的弓；苏美尔人还在古代美所不达米亚发展了先进农业。许多重要的农作物和牲畜，如羊、牛等都是从这里扩展出去的。种植的植物包括大麦、鹰嘴豆、小扁豆、黍子、小麦、芜菁、枣椰、洋葱、大蒜、苦菜花、韭菜和山葵，牲畜包括牛、绵羊、山羊、驴和猪。苏美尔农业依靠巨大的灌溉系统，包括汲水吊杆、运河、水渠、堤坝、堰和水库。

# 谁是最早的古埃及人

"埃及"一词系由古希腊语Aigyptos演变而来，源于古埃及孟斐斯城的埃及语名Hikuptah，意思是"普塔神灵之宫"。在埃及至今尚未发现早期人类化石，但在尼罗河谷地、利比高原等地发现了一些旧石器时代的遗物，其中最早的可追溯到六七十万年前，甚至100万年前。历史学家认为，尼罗河流域出现居民大约在2万年前。那么古埃及人来自何方呢？他们属于哪个民族呢？从埃及遗址留下的雕塑中，比如在第四王朝的作品《拉霍太普夫妇》中，我们可以发现，拉霍太普皮肤为棕褐色，他的妻子的皮肤为浅黄色，由此可见古埃及人种的复杂。关于埃及早期居民主要有混合种族说、黑人说两种。

◆ **混合种族说认为，古埃及居民是混合种族**

论据是：由于整个尼罗河谷，尤其是埃及位于非洲大陆东北角，

它不可避免要成为来自非洲其他地方，甚至来自中东的人们长途迁徙的终点。根据人类学家的研究得知，在尼罗河谷发现了几具非常古老的居民骨骼，已辨认出他们属于克鲁马农人、亚美种人、尼格罗种人、卢科德姆人等。因而各人种混合组成的尼罗河流域的居民，属于混合种族。

◆ **黑人说认为，埃及的最早居民是"黑人"**

证据有：在马里埃塔发掘的

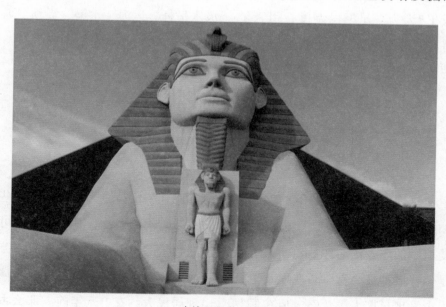

古埃及狮身人面像

木乃伊的表皮和真皮之间发现了相当数量的黑色素；希腊和拉丁学者都把埃及人描写为尼格罗人；古埃及人自称KMT，此后常用的Hamite（闪米特人）一词即源于此词，此词见于《圣经》，就是"法老语言中用以指黑色的最有力的一个词"。另外，古埃及人称他们的国土为Kmt，意为"黑土"，有别于未经河流灌溉的"红土"（即沙漠）。因而依据这些即可得出古埃及"从其新石器时期的幼年直到本地人建立王朝的终结"时，居民一直是黑种非洲人。

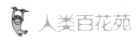

人类百花苑

## 圣经里的诺亚方舟（1）

　　诺亚方舟是出自《圣经·创世纪》中的传说。由于偷吃禁果，亚当、夏娃被逐出伊甸园。亚当和夏娃的子女无数，逐渐遍布整个大地。此后由于该隐杀弟，揭开了人类互相残杀的序幕。人类打着原罪的烙印，无休止地相互厮杀、争斗、掠夺，人世间的暴力和罪恶简直到了无以复加的地步。上帝看到了这一切，非常后悔造了人，对人类犯下的罪孽十分忧伤。上帝说："我要将所造的人和走兽、昆虫以及空中的飞鸟都从地上消灭。"但又舍不得把所有的生物全部毁掉，他希望新一代的人和动物能够比较听话，悔过自新，建立一个理想的世界。

　　在罪孽深重的人群中，只有诺亚被上帝认为是一个好人，很守本分，他的三个儿子在父亲的严格教育下也没有误入歧途。诺亚也常告诫周围的人们，应该赶快停止作恶，从充满罪恶的生活中摆脱出来。于是上帝选中诺亚一家：诺亚夫妇、三个儿子及其媳妇，作为新一代人类的

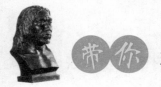 

种子保存下来。上帝告诉他们七天之后就要实施大毁灭，要他们造一只方舟，里外抹上松香；方舟要留有透光的窗户，旁边要开一道门；方舟要分上中下三层。他们立即照办。

# 谜一样的因纽特人

世界上最北部地区的居民是因纽特人，又叫爱斯基摩人。他们大约有8万多人，居住在北极圈周围的格陵兰岛、美国的阿拉斯加和加拿大的北部。因纽特人的意思是"真实的人"，北美洲印第安人将因纽特人称为"爱斯基摩人"，"爱斯基摩"的意思是"吃生肉的人"。因纽特人具有特别强的抵御严寒的本领，他们穿的衣服很少，只是贴身的一件小皮袄，外加一件严密而宽敞的连衣帽，就可以抵挡严寒。猎人们甚至只要在身旁点一堆篝火，盖上自己的衣服，就可以在冰天雪地中酣睡，任凭雪花飘落在身上，他们却安然不动。因纽特人既不会感冒，也不会被冻伤。因纽特人长着浅黄色皮肤、黑头发、黑眼睛，属于黄种人。

北极狗是因纽特人的"助手"。当猎人发现海豹后，一声口哨，狗便停下来。猎手们背着武器，开始在雪地上匍匐前进，绕到海豹的背后，不让海豹嗅出。当枪声一响，海豹被击中，拉雪橇的狗狂吠着奔向主人，猎手们赶去，用刀割开猎物的肚子，取出内脏，向狗投去，作为犒赏。猎人把海豹的肝吞掉，然后将余下的海豹肉装上雪橇，运回住所。北极狗在冰雪上行走快速，一小时可跑20多公里，如果碰到紧急情况，还可以连续跑上18个小时不休息。

爱斯基摩人以肉食为主，而且

有吃生肉的习惯。海豹是最珍贵的猎物，海豹肉是因纽特人不可缺少的主食，海豹油可以点灯和取暖，海豹皮可以做衣服和妇女的围裙，铺在地上当褥子，挂在门上做帘子，还可用来搭帐篷、做皮筏子。另外，海豹的干肠丝可以做线，骨头可磨成针，

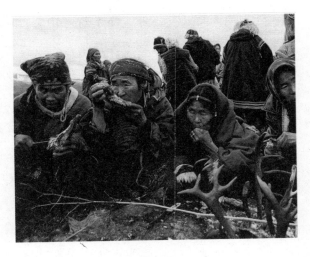

爱斯基摩人

骨头还能雕刻成各种装饰品。因纽特人吃的肉类都是高蛋白、高热量食品，这是他们耐寒的重要原因。因纽特人住的房子很特别。他们利用不易融化的冰块，垒砌成圆形的冰屋。房子里面用海兽皮围起来，没有门和窗，只从地下开一条通往屋外的地道。

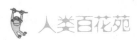

人类百花苑

### 圣经里的诺亚方舟（2）

上帝看到方舟造好后说："诺亚，你同你的妻子、儿子、儿媳都要进入方舟。凡洁净的畜类，你要带七公七母；不洁净的畜类，你要带一公一母；空中的飞鸟也要带七公七母。这些都可以留种，将来在地上繁殖"。2月17日那天，海洋的泉源都裂开了，巨大的水柱从地下喷射而

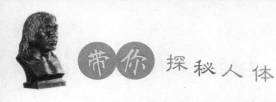

出；天上的大雨日夜不停，降了整整40天。水无处可流，迅速上涨。旱地上的动物都死了，只留下方舟里人和动物的种子安然无恙。方舟载着上帝的厚望漂泊在无边无际的汪洋上。上帝顾念诺亚和方舟中的飞禽走兽，便下令止雨兴风，水势渐渐消退。

过了几十天，诺亚打开方舟的窗户，放出一只乌鸦去探听消息，但乌鸦一去不回。诺亚又把一只鸽子放出去，要它去看看地上的水退了没有。由于遍地是水，鸽子找不到落脚之处，又飞回方舟。七天之后，诺亚又把鸽子放出去，黄昏时分鸽子飞回来了，嘴里衔着橄榄叶。再过7天，诺亚又放出鸽子，这次鸽子不再回来。到2月27日，大地全干了。于是上帝对诺亚说："你和妻儿媳妇可以出舟了。你要把和你同在舟里的所有飞鸟，动物和一切爬行生物都带出来，让它们在地上繁衍滋长吧。"于是，后世的人们就用鸽子和橄榄枝来象征和平。这就是"诺亚方舟"故事的由来，虽然是个传说，但由于《圣经》中记载的很多事情都被证实是真实的，所以，许多国家的圣经考古学家都希望能揭开"诺亚方舟"这个千古之谜。

# 印第安人的传奇身世

印第安人是美洲大陆最古老的居民。在欧洲殖民者入侵美洲之前迄15世纪末，在美国、加拿大约有100万印第安人，西印度群岛至少有100万印第安人，整个美洲印第安人总数约1400万至4000万，共有约160种语别，1200种方言。当时印第安人可分为三类：一是墨西哥东南部和中美洲的危地马拉、洪都拉斯等地的玛雅人；二是墨西哥高原的阿兹特克人、托尔特克人、以及萨波台克人；三是南美安第斯山区，包括秘鲁、玻利维亚和厄瓜多尔的印加人。

　　考古发现的劳动工具和骨骸，以及现代印第安人的外部特征，有力证明了印第安人与亚洲蒙古人种有极其相似之处，比如圆颅、宽面、头发直硬、皮肤呈黄褐色、汗毛稀疏；此外印第安人眼睑上生有蒙古褶，臀部留有亚洲蒙古人种特有的兰色斑痕（即胎记），又名蒙古斑，显然他们与蒙古人种有密切的血缘关系。不过印第安人的鹰钩鼻在蒙古人中很少见，所以美洲印第安人属于亚洲蒙古人种的美洲支系。

　　印第安人长期以来从事采集和狩猎以及农业，最先学会种植玉米、马铃薯、棉花、蕃茄和金鸡纳树，为人类的农业做出了杰出贡献。印第安人也为世界文明的发展做出了杰出的贡献，其中最具代表性的是玛雅文化和印加文化。玛雅

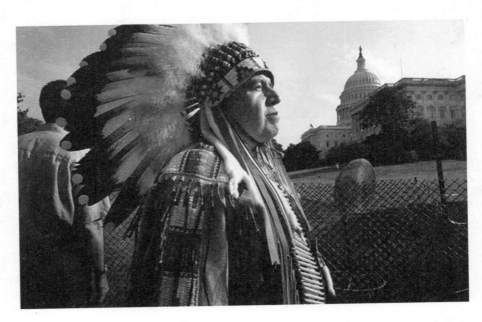

印第安人

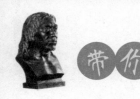

文化比美洲其他地区的文化发展得早，因而玛雅人有"美洲的希腊人"之称；印加文化在彩陶、建筑、石刻、纺织和黄金、银铜加工方面有杰出成就，因此印加人又被称为"新大陆的罗马人"。

对于印第安人的祖先来自何方，属于什么人种，众说纷纭，莫衷一是。有人认为他们是失散的以色列部族的后裔，也有人认为他们来自埃及。经过大量考证，目前认为印第安人的祖先来自亚洲东北部，属蒙古人种。据地质学和冰川学分析，距今大约2至3万年以前的更新世末期（即冰河时期），气候较冷，海平面曾大为下降，因而在西伯利亚的楚科奇半岛和北美洲的阿拉斯加之间曾出现过一座长约几十公里的"白令吉亚地狭"，印第安人的祖先就是通过这座"陆桥"来到美洲的。

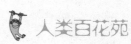
人类百花苑

## 影响人体身高的因素

俄国学者季米里亚捷夫有句名言：人是太阳的儿子。这充分说明了光照对人体的重要性。一般认为，种族和遗传是制约人类身高的主要因素，而环境与地域则是决定身高的直接因素。而在环境因素中，首先是位置因素。从我国和世界的情况看，一般是低纬度人的身材较矮，高纬度人的身材高大魁梧。据研究，人的身高与温度关系密切，通常是随着区域内气温的降低而增加，随着湿度的减小而增加。我国东部沿海和欧洲大西洋沿岸人类身高的变化规律正说明了这一点；其次是地形因素，在同一纬度，海拔与人的身高往往成正比。例如，我国处于同一纬度的四川盆地和青藏高原地区相比较，前者居民身高就远低于后者。

从世界不同种族来看，人类身材最高的是非洲苏丹人（黑种人），属于瘦长型，平均高度为1.85米。其次是北欧白种人，属于又粗又高型，身体健壮高大。东亚黄种人身高比非洲和欧洲人都小，日本人平均身高为1.6米。世界上身材最矮的是非洲赤道雨林中的黑人（黑矮人），平均身高1.37米。我国人均身高的情况是，北方高于南方，城市高于农村，西部高于东部，高原高于平原。中国成年男子平均身高1.68米，成年女子1.57米。东北、华北地区成年男子平均身高1.70米，女子身高1.59米，居全国之首。西南地区的云、贵、川成年男子平均身高1.65米，女子1.55米，是全国身材最矮的地区。

# 流浪的吉卜赛人

吉卜赛人又称为茨冈人，茨冈人在不同的地域有不同的叫法，英国人称他们为吉卜赛人，法国人称他们为波希米亚人，西班牙人称他们为弗拉明戈人，俄罗斯人称他们为茨冈人，阿尔巴尼亚人称他们为埃弗吉特人，希腊人称他们为阿金加诺人，伊朗人称他们为罗里人，斯里兰卡人称他们为艾昆塔卡人。而吉卜赛人自称为多姆人，在吉卜赛语中，"多姆"的原意是"人"。茨冈人的足迹遍及欧洲、亚洲、美洲、北非和澳洲各国，但自第二次世界大战后，巴尔干成为全世界茨冈人最集中的地区。在巴尔干各国的大小城市，茨冈人无所不在，在南斯拉夫甚至有"没有茨冈人就不能称作城镇"的谚语。

据考证，茨冈人的祖先是祖居印度旁遮普一带的部落。大约公

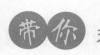 

元10世纪后，迫于战乱和饥荒，茨冈人开始离开印度向外迁徙，他们没有固定的居所，而是以大篷车为家和交通工具，以卖艺为生，在一个个城市间游荡，逐渐成为世界闻名的流浪民族。随着时代的进步，今天南斯拉夫的那种典型的茨冈人大篷车已很难一见，大多数茨冈人过上了定居生活。但他们多数没有稳定的工作，主要靠给人擦车、算卦、看手相和偷卖走私香烟过活。

从法国作家梅里美的《卡门》中我们可以窥见茨冈人的一些特性，诸如热情、奔放、洒脱、在城市与乡村之间流浪等。自11世纪以来，终年流浪、不愿受拘于任何其他法律的吉卜赛人，已成规范。今日仍有百分之九十五的吉卜赛人，依然谨守祖先的传统，共同生活在以地毯装饰的狭小空间里。在他们的日常习俗里，有两个重要的概念——纯净与不洁。例如，一个女人的裙角不小心扫过一个男人的碗周，那么这碗食物势必要倒掉；在他们终年流浪的敞篷车里，永远备有三桶水，一为濯洗食物之用，二

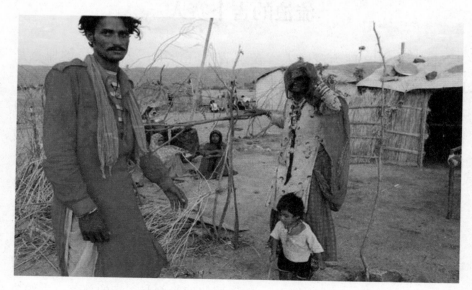

吉卜赛人

为洗脸用，三为洗脚用。如果有人不小心搞错，就会受到惩罚。严重的被定为"不洁"的罪犯，将会被逐出部族之外。对于茨冈人来说，一个被孤立的吉卜赛人是十分可悲的。

算命、占卜是吉卜赛人尤其是吉卜赛妇女的传统行业。另外，几世纪以来，吉卜赛人的传统职业一直是"弄熊的人"。他们向一些专事偷猎的人购买幼熊，然后拔掉熊的牙齿及锐爪，再加以训练，做各式表演。但今日仍操这个旧行业的人已所剩不多。如今，吉卜赛人的语言及文化，在欧洲已经超过五百年历史。欧洲人总希望吉卜赛人继续在营火边弹着吉他歌舞，同时又希望他们定居下来，有正常的职业、定期缴所得税，把小孩子送进学校受教育等。然而，吉卜赛人却不这么想，他们要继续活得像个吉卜赛人——到处流浪。

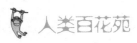

人类百花苑

## 荆楚先民的祖先来源

古人在古代淮河、长江和珠江的中下游地区，建立了长达800多年的楚国，创造了灿烂的楚文化。关于荆楚先民的来源，主要有：一是"东来"说，以郭沫若为代表。郭沫若在《中国古代社会研究》、胡厚宣在《楚族源于东方考》中均指出，楚族是来自东方鲁地的民族。后来随着周族的东扩及黄河流域气候的变化，东方民族大多南迁。而且认为楚先祖高阳氏的出生地空桑山在山东曲阜，帝丘在河南濮阳，因出生地、葬地均在东方，所以称为"东夷族"。二是"西来"说，以翦伯赞为代表。他认为楚民族与夏、周同族，属于戎夏集团，且高阳氏来自西方的新疆、青海、甘肃一带，即来自昆仑山的民族。诸如楚人的先祖颛顼、重黎、祝融都是西方之人。楚王名"熊"，也与古代流传于中亚拜火教经文中的"君主"、"首领"读音相同，也就是说，楚人是来自西亚的拜火教的米地亚人。三是华夏与土著融合说，以范文澜为代表。他认为楚人先祖祝融氏是古代高阳颛顼部落的后裔。"祝融八姓"的封国皆在中原一带，他们原是夏王朝的同盟部落。夏之后，东方商族兴起的"祝融八姓"相继为商所灭。祝融氏的一支部落被迫南迁到江汉流域，与当地的土著居民相结合，形成楚民族，通常称为"荆楚"、"荆蛮"、"楚蛮"、"蛮荆"。而且考古发现也表明，江汉流域的北部与长江流域原始文化有联系，内有仰韶文化的因素，彩陶风格也近似半坡阶段。这说明南北文化的交流自古以来就一直进行着。此外，还有"北来华夏说"，"苗蛮即土著说"等。

第四章

千姿百色的世界人种

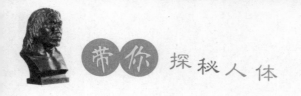
　　人种，又称种族，是指在体质形态上具有某些共同遗传特性的人群。根据人种的自然体质特征，通常将全世界的现代人类划分为四大人种：一是欧罗巴人种，又称白色人种、高加索人种、欧亚人种；二是蒙古人种，又称黄色人种、亚美人种；三是尼格罗人种，又称黑色人种、赤道人种；四是澳大利亚人种，又称大洋洲人种、棕色人种。四大人种俗称白种人、黄种人、黑种人和棕种人。如今随着人类历史的发展，人类生产活动能力的提高，控制自然能力的增强，人类交往日益频繁，各人类集团间不断发生混杂的现象越来越广泛，几乎扩展到了世界每个角落。因此，世界上几乎没有一个绝对的纯种。

　　自1775年德国解剖学家弗雷德里奇·布鲁门巴赫教授提出"人种"概念，1785年康德出版《什么是人种》以及达尔文进化论以来，"人种"及其"人种分类"等概念已广为世人接受。当然在世界四大人种之间还有若干过渡人种，如介于尼格罗人种和高加索人种之间的埃塞俄比亚人种、南印度人种；介于高加索人种和蒙古人种之间的南西伯利亚人种、乌拉尔人种；介于蒙古人种和尼格罗人种之间的波利尼西亚人种、千岛人种。总的来说，人种的分化源于晚期智人时代，其划分的标准主要是形皮肤颜色、头发的形状与颜色、眼鼻唇等方面的不同。接下来，本章就来说一说世界的人种话题。

# 最新划分的9类人种

人种的划分标准主要是形皮肤颜色、头发的形状与颜色、眼鼻唇等方面的不同。不过如今的形式已经有所不同：一是除外表形态特征外，在生物化学及人类遗传学研究的基础上，发现过去以纯形态学为标准的四分人种划分方案（即"白种人""黄种人""黑种人""棕种人"）已经不能全面反映真实人种情况；二是完全以肤色为标准的"白种人""黄种人""黑种人""棕种人""红种人"的划分也恰当。因而如今更为准确的人种划分标准是——在外表形态特征基础上，加上血型、遗传病等的差异，再考虑地理阻障等因素，而把世界人种划分为9个地理人种。

在地理人种范围内，基于生物学、地理阻障、社会、民俗、历史和政治因素等而形成一些稍小的居群集团，称为地域人种。他们往往只在本群内通婚，极少与其他集团交往。一个地域人种内的各成员间，生物学特征极相似。往往许多在遗传特征上相似的地域人种可

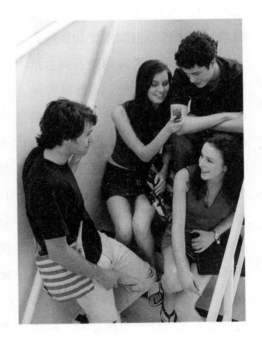

白种人

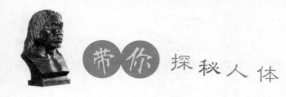

以在一个大陆或某一较大区域构成地理人种。而处于边缘地区、地理阻隔严重、人口很少的地域人种，常构成在遗传性质上稳定的特殊的居群。在人数较多，人口密度较大而又少流动的地方常有小的居群集团，常表现为具有单独的遗传因素，称为少数人种，比如斯堪的纳维亚的拉普人。

总的说来，在人口稠密或地理阻限不严重的经济发达地区，地域人种间生物学上的差异较少，而政治、历史等方面的差异起作用较大。例如高加索人种中就有阿尔卑斯、地中海、东北欧、西北欧等地域人种。日本的阿伊努人、非洲的俾格米人、夏威夷群岛的夏威夷人都属于特定的地域人种。下面我们就来说一说最新划分的九个地理人种的特征。

### ◆ 印度地理人种

印度地理人种外表特征虽与高加索人种有许多相同之处，但肤色较深，身材细长，有些属骨瘦如柴型。此外，印度地理人种骨密度低；B型血型出现率高，Rh阴性血型出现率低。血型特征上与蒙古地理人种相似。

### ◆ 高加索地理人种

高加索地理人种其Rh阴性血型出现率高，并有A2型血型，这与印度地理人种不同。而且高加索地理人种肤色浅、体毛浓密；鼻大而窄，男子秃顶多也是其显著特征。

### ◆ 印第安地理人种

印第安地理人种又称美洲印第安地理人种，过去曾根据其直黑发、铲形门齿、体毛稀疏、男子秃顶少等外表特征而归于蒙古人种。但其肤色较蒙古人种浓重，且具偏红色调。其血型特征也与蒙古人种不同，如无B型、Rh阴性血型，N型血型很少，Diego阳性血型出现率高。

### ◆ 蒙古地理人种

蒙古地理人种在血型特征上

是 B 型血型出现率高，Duffy血型及Diego阳性血型出现率不稳定或偏高。

◆ **尼格罗地理人种**

尼格罗地理人种从外形特征上有时可以划分为具典型特征的刚果人种和肤色微黄、身材矮细、具螺旋状丛生发的开普人种。这两者在血型上无明显差异。一般R0型血型出现率高，U–阴性血型略少，Fy型和V型血型很罕见。有6–磷酸糖脱氢酶缺乏症。

◆ **澳大利亚地理人种**

澳大利亚地理人种的外形特征是：肤色浓黑，发波状至卷曲状；身材细长、体毛中等至浓密；男子秃顶率高、伴有小腿无毛现象；牙齿大、眉崤高、下颌突出。另外B型血型出现率很低，N型血型出现率极高，无S型血型。无6–磷酸葡萄糖脱氢酶缺乏症。

◆ **美拉尼西亚地理人种**

美拉尼西亚地理人种生活于大洋洲诸岛上，外貌上近似澳大利亚人种，但铲形门齿出现率高，B型和S型血型出现率高。有6–磷酸葡萄糖脱氢酶缺乏症和地中海贫血基因。

◆ **密克罗尼西亚地理人种**

密克罗尼西亚地理人种曾被认为是东南亚蒙古人种、美拉尼西亚人种和波利尼西亚人种的混血后裔。但其B型血型出现率稍高、N型较M型血型多、Duffy–阳性和Diego–阴性血型出现率很高。

◆ **波利尼西亚地理人种**

波利尼西亚地理人种其肤色较浅、体毛少；B型血型出现率低、N型血型出现率较高，无Rh–阴性和A2型血型，B型、M型和Duffy—阳性血型出现率不高；面部特征近似蒙古人种，但肤色浅，波状发和浓密络腮胡。

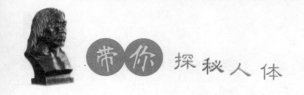

# 世界人种的起源与分布

除去各种水域和一些高山外，人类是在地球上分布最广的一种生物。现代人的分布经历了一个相当长时期的发展，可以追溯到更新世晚期的后半部，即旧石器时代晚期的晚期智人阶段。晚期智人具有高而圆隆的头颅和相对较小的面部，低矮的眉弓和突出的下颏等特征，是现代智人的一种早期类型。在地球上广泛分布的最早的晚期智人在3.5万年以上的时间里形成了现代各个人种的特征和分布状况。与动物物种产生和分化的过程一样，形成现代各人种的自然过程受到基因突变、变异的随机扩散、迁移和自然选择四个因素控制。

各人种的体质形态一般来说与他们的生活环境是相适应的。例如，居住在炎热的非洲沙漠的尼格罗人的肢体细长；而在严寒的北极生活的因纽特人则肢体粗短。这与身体热量的保持和散发有关。赤道附近尼格罗人的皮肤含有较多的色素，可以避免过多的紫外线照射，他们卷曲的头发起隔热的作用。蒙古人的倾斜的凤眼和内眦褶，还有宽的和富含脂肪的面颊、较平的鼻部和额部，可能与亚洲中部寒冷的多风沙气候有关。不过，在人种形成的过程中，自然因素作用的大小、性质和诱发条件，随着人类物质生产和社会文化的发展而变得越来越不同于其他动物物种形成的过程。人种的形成和分布比在其他动物同一物种内不同亚种的情况复杂得多。因此，不能简单地用自然条件来解释某些人种的某些特征。如果从传统的四大人种的起源角度来探讨：

（1）蒙古人种起源于中亚和

东亚。北京周口店的山顶洞人和广西柳江通天岩发现的晚期智人头骨化石，均表现出黄种人的特征。早期蒙古人种逐渐向北方扩展，成为西伯利亚的通古斯人和楚克奇人、因纽特人（即爱斯基摩人）。蒙古人种跨过西伯利亚和美洲阿拉斯加之间曾经存在的"陆桥"，来到美洲，定居下来，成为美洲大陆最早的居民——印第安人。

（2）由于澳洲土著的体质特征较为特殊，他们常被列为与以上三种人不同的另一种人。在马来西亚沙捞越的尼亚洞和在印度尼西亚爪哇瓦贾克发现的人类化石很像现代澳大利亚土著。蒙古人种从印度尼西亚或其他地方，航海到澳大利亚，比到美洲去的历史或许稍早一些。有人认为曾经有过两次从亚洲向澳洲的蒙古人种迁移。大洋洲的美拉尼西亚、波利尼西亚和密克罗尼西亚可能只是在几千年前才有人居住。

（3）对于非洲尼格罗人，大部分人认为他们起源于非洲本土。但是非洲大陆地区内的变种分化则

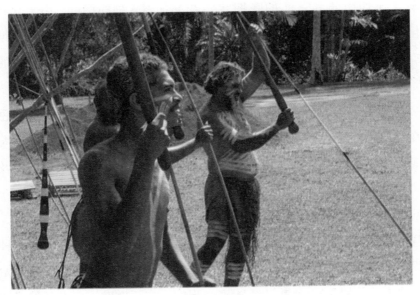

澳洲土著人

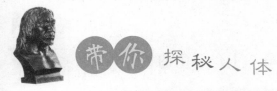

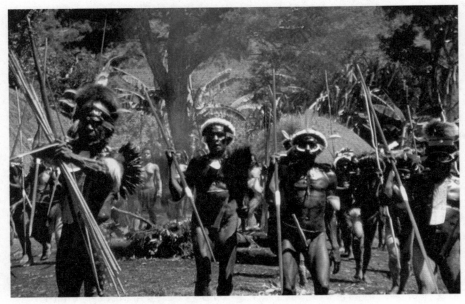

尼格罗人种

较晚。比如南非和东非的晚期智人化石都在不同程度上包含尼格罗人、科伊桑人（即"布须曼人和霍屯督人"）和当地现代人特征的混合。只是在几千年之前，科伊桑人才在非洲南部定居下来，而在北部形成尼格罗类形。

（4）最早的白种人的起源地目前只能圈定在南欧、北非和西亚这样一块较大的区域之中。欧洲本土发现的晚期智人化石以克罗马农人为代表，他们在3万年前已经显示出高加索人种的特点。由于欧洲与附近亚、非洲部分的人群混杂很频繁，高加索人种再分化为现代的次级人种是大约1万年以内的事。次级人种包括波罗的海周围浅肤色的北欧人种、浅黑色皮肤的地中海人种、北非埃塞俄比亚人种，以及深褐色皮肤的南印度人种。

依据科学研究，蒙古人种、高加索人种、尼格罗人种三大人种的体质特征是在约3.5万年前开始出现的。在亚、欧、非发现的晚期智人的化石证明他们在本地区延续发展，而美洲、澳洲和大洋洲较晚才有人类居住。在世界历史上，随着意大利航海家哥伦布1492年到达美洲大陆，以及欧洲资本主义国家寻求新的殖民地，世界人种的分布发生了急剧的变化。数以百万计的欧洲人涌向美洲、南非、澳大利亚和新西兰，使高加索人种的数目迅速增长。与此同时，几百万非洲黑人作为奴隶被绑架到美洲。因而由于混杂又出现了新的人种，美洲的有色人种已达6000万人之多。有的人种如塔斯马尼亚人已灭绝，有些人种如澳洲土著、美洲印第安人的人口大大减少。这样的一系列过程形成了现代人种分布的基本格局。

# 古老的蒙古人种

蒙古人种，又称黄种人、亚美人种，分为古蒙古人种、新蒙古人种。大多数中国人及中国周边国家的人群属于现代蒙古人种。我国目前居民的主要种族成分是蒙古人种中的东亚、北亚和南亚亚种。蒙古人种的体质特征主要有：一是肤色呈黄色或黄褐色；二是头发大多色黑且直而硬，部分人有轻微的卷发，少数为浅色发；三是胡须和体毛不发达；四是脸型有扁平的，还有窄长的。下巴不凸出，但有些人较尖，有些较扁；五是颧骨突出，鼻宽度中等，鼻梁不高；六是唇厚适中，大多略向前突出；七是眼裂中等，眼球呈褐色，上眼睑褶发达，大多有内眦褶遮盖泪阜，眼外角一般高于眼内角；八是头骨上最明显的特征是鼻尖点指数中等，眼眶较高。不过，美洲印第安人的面部不象亚洲蒙古人种那样扁，鼻子的突出度也稍大。

蒙古人种可以分为五个亚种：一是北亚亚种，又称作西伯利亚

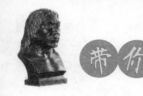

亚种、大陆蒙古亚种，是蒙古人种比较典型的代表。主要分布于中央亚细亚、西伯利亚等亚洲大陆的腹地。北亚亚种的体质特征是，面部既高且宽，脸部显得很大，并且非常扁平；颅型多半比较低、宽，低颅高面；鼻根一般比较低矮，鼻型略宽；眼眶比较高，内眦皱褶（蒙古眼）和上眼睑皱褶（单眼皮）等蒙古人种性状十分典型。二是东亚亚种，主要分布于中国、日本和朝鲜等东亚地区。三是南亚亚种，主要分布于东南亚一带的印支半岛、马来半岛、印度尼西亚、菲律宾、泰国、缅甸等地。四是东北亚亚种，主要分布在亚洲大陆的东北角和美洲北部的阿拉斯加、格陵兰岛等极地附近，以因纽特人、阿留申人为代表。五是美洲亚种，即印第安人的各个类型，广

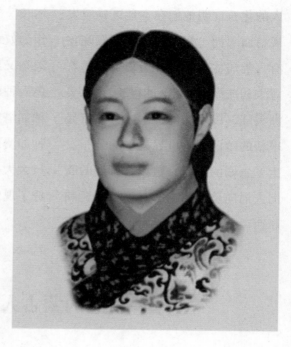

蒙古人种

泛分布于南、北美洲大陆。

蒙古利亚人种不是世界上人口最多的人种，纯蒙古利亚人种，又叫新蒙古人种、北蒙古人种。主要分布在东亚的中国、蒙古、朝鲜、韩国、日本；南亚的不丹、锡金；东南亚的缅甸、泰国、老挝、越南、柬埔寨、马来西亚、印度尼西亚、新加坡、文莱、菲律宾、东帝汶。在俄罗斯、尼泊尔、印度、美

洲各国，也有相当多的黄种人。东南亚的蒙古人种除了中国人，其他的黄色人种是马来人种。

另外，蒙古利亚人种从两万年前，开始从东亚向周围迁徙。所以，今天的中亚、西亚、南亚、东欧、中欧、北欧，有很多民族是黄白混血种。而今天的东南亚、太平洋诸岛、非洲的马达加斯加，有很多民族是黄种人与赤道人种的混血种。地理大发现后，美洲的蒙古利亚人种与白人又发生了广泛的混血，这种现象在拉美很明显。

# 神奇的高加索人种

高加索人种，又称为白色人种。高加索亚人种包括高加索人和西亚雅利安人。由于几乎所有祖籍欧洲的人都是白人，所以白人也被称欧洲人、欧罗巴人、高加索人。高加索这单词源于神学，认为他们来自高加索地区。高加索人种的体态特征主要有：一是肤色较白或是浅褐色；二是颧骨较高，鼻梁高而窄；三是胡子和体毛发达。白人的种族主要有雅利安人、闪含人等，高加索山也有不被列入上述的种族，称

为高加索人。在中世纪，白种人主要分布在欧洲、西亚、北印度、北非。16世纪以后随欧洲殖民扩张，而扩散到美洲、大洋洲和其它地区。白人是流动力最强的种族。

在中世纪欧洲，由于宗教的影响，异教、犹太教和伊斯兰教徒都被主流白人认为是外来人，无论皮肤颜色。由于基督教的多次分裂、文艺复兴和世俗论的发展，用宗教分类慢慢地被皮肤颜色分类来代替。同时，眼睛及头发颜色不属

于白色人种特征，事实上除了雅利安人拥有浅色的眼睛及头发颜色外，其他闪含语系民族及高加索人皆黑色头发及深褐色的眼睛，而浅色的眼睛及头发颜色属于隐性基因，南欧及伊朗人多与闪含族人混血，所以今天这两地之白人多属黑色头发及深褐色的眼睛。

从人种来说，白种人内部同样差异很大，主要分北欧人种和地中海人种。北欧人种，又分为波罗的海亚人种、巴尔干亚人种；而波罗的海亚人种又包括大西洋人（凯尔特人）、北欧人（日尔曼人）、东欧人（斯拉夫人）；巴尔干亚人种又包括南部斯拉夫人、罗马尼亚拉丁人。地中海人种分为典型地中海亚人种、高加索亚人种。典型的地中

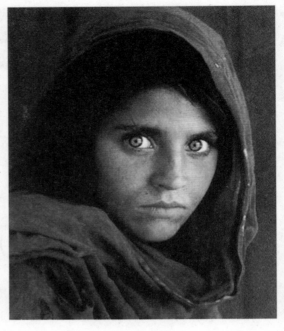

雅利安人

海亚人种包括阿尔卑斯人（其是南部日尔曼人和凯尔特、日尔曼、拉丁混血的法兰西民族）、地中海人（即拉丁人和希腊、阿尔巴尼亚、亚美尼亚混血的人）、闪米特含米特人、帕米尔人（南亚雅利安人）。

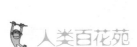

## 白种人的三大分支

### ◆ 金发碧眼白种人

金发碧眼白种人即被德国纳粹党认为最优秀的人种，德国纳粹党称为"雅利安人种"，近代称"北欧人种"。金发碧眼白种人主要集中在北欧国家。北欧人及日尔曼人普遍具有金发碧眼，身材高大的特征。19世纪和20世纪前半叶，在德语地区的日尔曼人往往被称为"超人"。历史学家塔西佗、恺撒等人在他们的作品中将日耳曼人描写为金发碧眼的巨人，拥有超人的力气。一般来说，金发碧眼的白种人肤色较浅，毛细血管的红色可以呈现出来，肤色都显得白里透红。但皮肤较其他人种薄，容易出现皱纹，且皮肤容易松弛，容易显得苍老，是所有人种中最不耐老的。

### ◆ 黑发棕眼白种人

黑发棕眼白种人又称"地中海人种"，主要分布在西班牙、葡萄牙、意大利南部、希腊。黑发棕眼的白种人创造出古罗马文明、古希腊文明。文艺复兴运动也是由黑发棕眼白种人创造的。

### ◆ 皮肤黝黑的白种人

皮肤黝黑的白种人又称"印度雅利安人"，主要分布在印度、巴基斯坦、尼泊尔、孟加拉。一般来说，骨骼不同，人种不同。以头颅骨为例，头颅骨周边近椭圆形的是白种人；头颅骨周边呈三角形的是黄种人；头颅

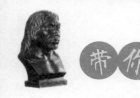

骨周边近似方形的为黑种人。大部分印度人都有白种人的体态特征，鼻梁高、胡子和体毛发达，具有一双黑人及黄种人不常见的大眼睛。印度人是白种人，原是居住在黑海和里海附近的雅利安人，大约在距今4000多年前迁往印度半岛。印度白种人的皮肤黝黑，是在新的环境影响下表现出来的。皮肤黝黑的白种印度人，创造出佛教文明并传播到亚洲各国。

# 有趣的澳大利亚人种

澳大利亚人种，世界4大人种之一，又称棕色人种、澳洲人种、大洋洲人种，主要分布在澳大利亚、新西兰、南太平洋的岛屿上。由于澳大利亚土著波形的头发和浓密的髭须接近于欧洲高加索人种，而深的肤色、宽鼻、突出的嘴唇与非洲尼格罗人种相似，因而有人认为他们是尼格罗人种和高加索人种混杂产生的。也有人将他们划为黑色人种。有趣的是大和族、阿伊努人、哈萨克人、蒙古人也被定为棕色人种。澳大利亚人种比黄种人和白种人更晚与黑种人分支出来。

棕色人种，即为澳大利亚土著。大约在3000年前，他们来到美拉尼西亚、密克罗尼西亚和波利尼西亚居住。约3万多年以前，原居住在亚洲的一部分居民越过印度尼西亚与澳大利亚之间的海域，扩散到澳大利亚。棕色人种的皮肤为棕色或巧克力色，头发棕黑色且卷曲，鼻子宽，口鼻部前突，胡子和体毛发达。古时的澳大利亚人种食人风盛行。后来随着新航路的开辟，西欧殖民主义者不断杀戮殖民地土著居民。甚至颁布法令，每块棕种人的头皮可以得到200金币的奖赏，于是棕种人的数量大大减少。

澳大利亚人种之外还有个概

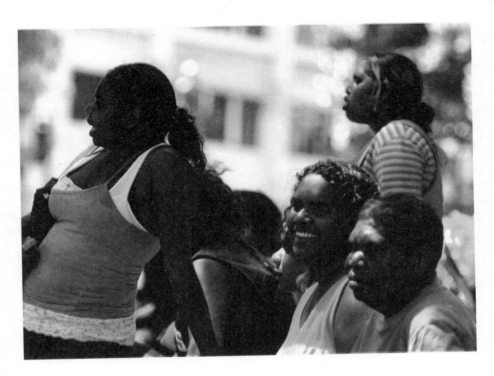

棕色人种

念——澳大利亚人。其有三层意思：一是指大洋洲澳大利亚土著居民。亦称土著，是澳大利亚和塔斯马尼亚岛上的澳大利亚地理人种总称，有16万多人，属尼格罗—澳大利亚人种。肤色棕黑，鼻翼宽扁，眉脊明显，颌部突出，发形卷曲，或呈波状。其体质特征，与南印度达罗毗荼人种类型相似。其祖先最早可能住在南亚，后来途经中南半岛、马来半岛，逐渐迁至澳大利亚。1788年英国殖民者侵入前，土著居民约有30万人，分为阿兰达、卡米拉罗伊、库尔奈等500多个部落，讲500多种语言。1788年英国开始在澳大利亚建立殖民地，土著居民被赶到澳大利亚中部沙漠和半沙漠地区，或被圈入保留地，并大量遭到屠杀。土著居民男子主要以狩猎为业，捕猎袋鼠、鸵鸟、负鼠等。居住海滨的，还捕食鱼类。二是指英裔澳大利亚人，约1170万人，属欧罗巴人种，多数信基督教，部分信天主教。主要由英国和爱尔兰移民的后裔结合而成。文化程度较高，经济以牧业、农业为主，盛产羊毛、肉类、奶制品和小麦。三是指澳大利亚联邦居民的总称。澳大利亚95%的居民是英国和其它欧洲国家移民的后裔，华裔和华侨约20万。澳大利亚人办事认真爽快，喜欢直截了当，组织纪律强，时间观念强。女性比较保守，接触时要谨慎。

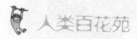 人类百花苑

## 澳大利亚人的礼仪

澳大利亚人很讲究礼貌，在公共场合不大声喧哗。在银行、邮局、公共汽车站等公共场所，秩序井然。握手是一种相互打招呼的方式，拥抱亲吻的情况罕见。澳大利亚有"妇女优先"的习惯；非常注重公共场所的仪表，男子大多数不留胡须，出席正式场合时西装革履，女性是西服上衣西服裙。澳大利亚人的时间观念很强，约会必须事先联系并准时赴约，最合适的礼物是给女主人带上一束鲜花，也可以给男主人送一瓶葡萄酒。澳大利亚人的饮食清淡、不吃辣。家常菜有煎蛋、炒蛋、火腿、脆皮鸡、油爆虾、糖醋鱼、熏鱼、牛肉等。啤酒是最受欢迎的饮料。

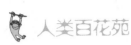

## 美国历史上著名的黑人事件

1619年，首批非洲黑奴抵达美国弗吉尼亚州。

1863年，总统林肯发表《解放黑奴宣言》。内战开始。

1865年，总统林肯遇刺身亡。《美国宪法》第13条修正案宣布奴隶制为不合法。

1868年，《美国宪法》第14条修正案给予所有非洲裔美国黑人公民权。

1870年，男性黑人获得投票权。

1896年，最高法院判决种族隔离不违宪，为南方各州的种族隔离政策开绿灯。

1955年，黑人妇女帕克斯在阿拉巴马州蒙哥马利一辆巴士上，拒绝让座给一位白人，结果被捕，事件触发黑人民权领袖马丁·路德·金带领进行长达一年的抵制行动。

1963年，马丁·路德·金在阿拉巴马州示威时被捕入狱。在华盛顿发表《我有一个梦》的演说。

1964年，总统约翰逊签署《民权法》，取消公共场所的种族隔离政策。马丁·路德·金获颁诺贝尔和平奖。

1965年，黑人民权领袖马尔科姆被谋杀，终年39岁。参议院通过《投票权法》，打破束缚黑人投票的枷锁。

1966年，马萨诸塞州的布鲁克成为首位黑人参议员。

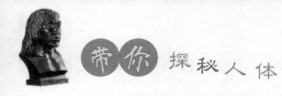
1967年，马歇尔获委任为最高法院首位身亡黑人法官。

1968年，马丁·路德·金在田纳西州遇刺，终年39岁。

1990年，威尔德当选为首位黑人州长，领导弗吉尼亚州政府。

2008年11月5日，伊利诺伊州参议员奥巴马成为美国历史上首位黑人总统。

2009年，黑人流行天王迈克尔·杰克逊病逝，终年50岁。

# 混血人种

种族和民族代表了两个不同的概念。种族属生物学范畴，民族更多地从社会学的角度来对人类进区分和识别。各个人群长期生活在一定的地域，为了适应当地的自然环境，逐步形成了具有某些共同遗传特征的体质形态，如肤色、体态、鼻型、唇型、脸型、毛发、齿状、血型等。于是现代人类学家根据这些生物学标识，把世界人口分为蒙古、欧罗巴、尼格罗—澳大利亚等人种，有时也把尼格罗人种和澳大利亚人种分开。而这些不同种族的人相互通婚或同居后产生的后代，即为混血人种。下面我们就以巴西的混血人种为例子，来介绍一下杂交的混血人种。

1500年4月22日，葡萄牙殖民者卡布拉尔一行登上了巴西土地，随后留下2名死囚便离开了巴西。这2名死囚与当地印第安人结合，形成了最早的混血种人。现在几乎每个巴西人的血管中都流有有色人种的血。巴西的混血种人有5种类型：一是黑人、白人混血儿，称为穆拉托人；二是白人、印第安人混血儿，称为卡博克洛人；三是黑人、印第安人混血人，称为卡富佐人；四是白人、日本人的混血儿，称为艾诺科人；五是白人、黑人和印第安人之间的混血儿，称为儒萨拉。在巴西的混血种人中，被称为穆拉托人的黑人、白人混血种人的人数最多。

殖民时期，白人与黑人的结合受到很多限制甚至处罚。1711年，一名白人船长唐·阿尔梅达与一位穆拉托少女结婚后遭解职。1755年4月4日，葡萄牙国王明令禁止官吏、军人同黑人、穆拉托人结婚。直到19世纪以后，白人与黑人通婚才逐渐增多。白人在黑人与穆拉托人种选择配偶时，更愿意同穆拉托人结合。穆拉托人主要分布在东北部丛林地带、巴伊亚盆地和巴西东南部地区。

在巴西，白人和印第安人的混血儿卡博克洛人，又称凯皮拉人、玛梅洛科人。在不同地区又有不同的称呼，如在亚马逊地区称为塔普伊奥人，在东北部地区称腹地人，在米纳斯吉拉斯州称卡皮阿乌人，在圣埃斯皮里图州称玛鲁廷布人，在圣保罗称凯萨拉人。殖民初期，葡萄牙殖民者一般都是单身来到巴西，因而他们同当地印第安人结合的现象十分普遍。16世纪末，葡萄牙印第安人和卡博克洛人脱离奴隶地位，因此同白人通婚的现象逐渐增多。

黑人、印第安人的混血儿卡富佐人，又称泰奥卡人和卡博雷任。殖民时期，巴西城市地区的黑人与印第安人虽有通婚现象，但为数不多。在农村地区，他们之间的通婚则十分罕见。因为印第安人鄙视农业，因而也鄙视从事农业劳动的黑人。卡富佐人集中在马托格罗索州。

另外巴西还有阿拉伯人和犹太人。阿拉伯人是在20世纪初，特别是一次世界大战后开始迁入巴西的。当时黎巴嫩、叙利亚、约旦等中东国家的阿拉伯人纷纷前往巴西谋生。1948年以色列建国后，大批巴勒斯坦人又背井离乡到巴西寻找立足之处。1967年中东战争以后，又有不少阿拉伯人来到巴西。在巴

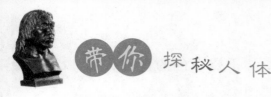
西的阿拉伯人约有100万人。巴西的　巴西南方的一些城市。
犹太移民约有10万人，主要集中在

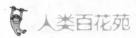
人类百花苑

## 拉美民族的种族构成

（1）以白人为主，吸收了少量混血种人和被同化的少量黑人和印第安人而构成的新兴民族。在拉美主要有5个，它们是新兴的阿根廷民族、哥斯达黎加民族、古巴民族、巴西民族和乌拉圭民族。这些民族所以成为拉美肤色最白的民族。

（2）以黑人为主，融合少量的黑白混血种人，或以黑白混血种人为主，融合少量黑人而形成的新兴民族。这样的新兴民族主要有10个，主要分布在西印度群岛中的岛国，主要有海地人、牙买加人、巴巴多斯人、多米尼加联邦人。这4个民族中90％的居民都是殖民地时期从非洲贩到岛上的黑人奴隶后裔。牙买加人中的黑白混血种人略多，如巴哈马人、圣克里斯托弗—尼维斯人、安提瓜和巴布达人、圣卢西亚人、圣文森特和格林纳丁斯人、格林纳达人等6个民族，主要是17～19世纪贩入的非洲黑奴及其后代，与岛上的欧洲白人移民及其后裔混血产生的穆拉托人。

（3）以印欧混血的梅斯蒂索人为主，融合部分被同化的白人、印第安人及少量黑人而形成的新兴民族。在拉美共14个，主要是墨西哥人、尼加拉瓜人、危地马拉人、萨尔瓦多人、巴拿马人、多米尼加入、洪都拉斯人、哥伦比亚人、委内瑞拉人、秘鲁人、玻利维亚人、厄瓜多尔人、智利人、巴拉圭人。

（4）民族构成相当复杂的新兴民族。主要是苏里南民族、伯利兹民族、圭亚那民族和特立尼达民族。19世纪中期，拉美各地相继废除奴隶制后，因劳动力短缺，而在亚洲招募了一批契约劳工，主要是印度人、爪哇人和印尼人，致使种族融合的现象更加复杂化。如苏里南民族明显分为印裔苏里南人和欧裔苏里南人两大部分。在特立尼达民族中，也有黑裔和印裔两大部分。在圭亚那人中，有讲英语的欧裔圭亚那人，及印度移民和他们与其他种族混血人后裔的印裔圭亚那人。复杂的新兴民族人种有14个，分别是墨西哥人、尼加拉瓜人、危地马拉人、萨尔瓦多人、巴拿马人、多米尼加入、洪都拉斯人、哥伦比亚人、委内瑞拉人、秘鲁人、玻利维亚人、厄瓜多尔人、智利人、巴拉圭人。

# 地球上奇异的人种

1887年8月的一天，西班牙探险者突然看见贺斯附近的山洞里走出两个绿孩子，人们简直不敢相信自己的眼睛。他们不会说西班牙语，而只是惊恐地不知所措地站着。那个男孩很快死去了，而那绿女孩还比较乖巧，居然学会了一些西班牙语，并能和人们交谈。她后来说她们是来自一个没有太阳的地方，有一天被旋风卷起，后来就被抛落在那个山洞里，这个绿女孩于1892年死去。这两个奇怪的绿孩子事件，并不是在地球上独一无二的，早在11世纪，传说从英国的乌尔毕特的一个山洞里也曾走出来两个绿孩子，他们的长相、皮肤和西班牙的这两个绿孩子极为相似，令人惊异的是这个绿女孩也说，她们也是来

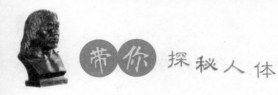
自一个没有太阳的地方。

这两次奇怪的事件，使人们困惑不解，因为人们都知道地球上的人只有白、黄、黑三种肤色，而有些自称见过外星人的人在说到外星人时，总是把他们描绘成身材矮小，发出绿色的类人生物，也称为小绿人，这不禁使人们想到，在西班牙发现的绿孩子是不是与被称为小绿人的外星人有关，而绿孩子自称的没有太阳的地方，到底是哪儿，也没有人能够解释。科学家指出，在浩翰的宇宙中，类人生物肯定不是唯独我们人类，有一亿颗星球完全有生命存在的可能。仅仅在银河系，就有1.8万颗行星适合类人生物居住。

如今随着时间的推移，人们在地球上的视野逐渐扩大，在地球上真实地发现了一些奇异人种。在非洲西北部山区，有一过着原始生活的绿色人种。他们全身就像绿色的树叶一样，就是他们的血液，也是呈现绿色的，他们的饮食从不吃肉类，他们只吃青色的果菜。这种人种仅有3000人，至今仍过着穴居生活。

在撒哈拉沙漠，发现了人数很少的蓝种人，因其避开和其他人接触，至今还没查清他们的生活习性和人口数。而科学家在智利又发现了一种浑身呈蓝色的人，这些蓝色人世世代代生活在海拔6000米的高山上，由于终年积雪，气温始终在零下45～50摄氏度之间，为了获得足够的氧气保持正常的体温抵御寒冷，人体内不得不大量合成血红素，过量的血红素充斥在大大小小的血管中，使这种人的皮肤呈蓝色。

而生活在津巴布韦东北部边界和赞比亚西部地带的马德族，更为奇特，这一人种，只有两个脚趾，其脚细而长，被称为"鸵鸟人"。在非洲南部爆发游击战争时，有人发现了这种鸵鸟人，从而证实了这种二趾人确实存在，他们和正常人一样，过着融洽的生活，当地的正常人也同他们友好相处，他们脚的前半部从中间裂开，形成75度左右的夹角，从而形成两个大脚趾，脚趾顶端有趾甲，并向内弯曲，相向形成钳状，驼鸟人的手也多有变形，有的指间有蹼，如鸭掌一样，有的长有六个或七个指头。

在委内瑞拉的一个圭亚那高原上，那里的人民传说有一种地底人，身体是绿色的，而头发是红色的。南美委内瑞拉圭亚那高原上带着面具的地底人，其头发是红色的，行动的速度非常的快。这种人类生活在我们脚底下的岩层之间，有一个异于现代文明的社会，比地面上的人类有更先进的文化，但由于某种原因，要一直躲藏在地底，不让活在地球表面的地球人发现他们的存在，从那些奇谷怪穴中传出来的声音，极有可能是从地底岩浆流过的地方所发出。这种地底人，很有可能是地球人，不过更有可能是外星人，是一

群不知在什么年代抵达地球的外太空高级生物。这群外星人或是因为某种原因，被迫离开土生土长的星球，逃到一个陌生的星球上去；或由于他们的行星面临毁灭，要找另一个栖身之所；或是在一场星际战争中大败落荒而逃，来到人类仍未出现之前的地球；或他们为躲避敌

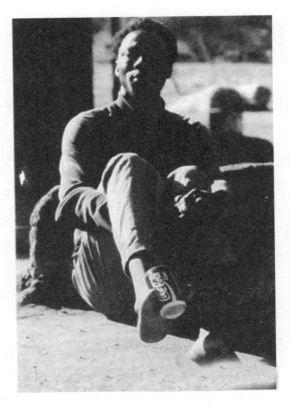

驼鸟人

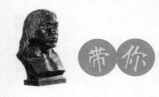
人追杀而逃到这个陌生的星球上，当时大地正被洪水覆盖；或者被暴君恐龙统治，唯一办法便是钻到地底去。这批人躲进地壳之后，一直生活至今。

另外还有一个叫阿拉伯尼坦斯的人种，每个人还拖着一条没有完全退化的尾巴，他们居住在我国西藏和印度阿萨密之间。此外还有黑白人，这是由遗传学家在印度尼西亚的一个与世隔绝的森林中发现。这是一个奇异的部落，居住在那里的人，头部像白人，而身体都是不折不扣的黑人。

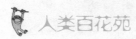

人类百花苑

## 世界上奇异的人群

### （1）高乔人

高乔人为拉丁美洲民族之一，分布在阿根廷潘帕斯草原和乌拉圭草原；属混血人种，由印第安人和西班牙人长期结合而成，保留较多印第安文化传统；信仰天主教，从事畜牧业，习惯于马上生活，英勇强悍，曾在19世纪初叶拉丁美洲独立战争中起过重要作用。

### （2）塞舌尔人

塞舌尔人也称"塞舌尔克里奥尔人"，主要分布在马埃岛，有6.5万人，属黑白混血人种；多信天主教，少数信基督教。塞舌尔群岛古时无人居住。最早发现该岛的是阿拉伯人。1770年，法国从毛里求斯岛和留尼汪岛迁入一批黑白混血种人，随后又从法国本土移民。第二次世界大战后，塞舌尔人于1976年获得民族独立。经济以农业和渔业为主。

### （3）阿非利卡人

阿非利卡人又称布尔人，是南非和纳米比亚的白人种族。其种族来源以17世纪至19世纪移居南非的荷兰移民和法国胡格诺教徒为主，还有德国人和弗拉芒人、瓦隆人；多信仰基督教新教加尔文教派，人数约为250万。南非种族隔离制度结束后，黑人、印度人等非白人人种被称为"kleurlinge"，而操阿非利堪斯语的有色人种则被称为棕色阿非利卡人或棕色人种。他们在种族隔离时期的南非也被称为混血人种，或巴斯特人，意为"杂种"。阿非利卡人是迁徙到南非内地的布尔农民与祖鲁、科萨、纳马等土著民族妇女通婚的结果。

### （4）富拉尼人

富拉尼人是非洲西部的跨界民族，又称"菲拉尼人""富拉人""富尔人""颇尔人""富尔贝人"，为非洲第四大族，仅次于埃及人、豪萨人和阿尔及利亚人。分布在西非和中非广大地区，西临大西洋，东达乍得湖，北起萨赫勒地区，南及喀麦隆高原。属柏柏尔人和苏丹尼格罗人的混血人种；多信伊斯兰教。富拉尼人的传统社会，多行一夫多妻制，以牧畜作聘礼，各妻室独居；盛行嫡堂兄妹成婚和兄死弟及的习俗；按父系续谱、居住和继承财产；富拉尼人多以农耕为生，部分从事畜牧业，饲养长角牛，过着季节性游牧生活。

### （5）撒尔塔人

撒尔塔人是我国的东乡族的自称。"撒尔塔"最早出现在15世纪作家纳沃伊的著作中。撒尔塔意思是指商人，突厥人最初使用其形容定居

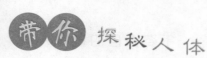

的农民和波斯商人。撒尔塔人是由突厥化的中亚土著粟特人、古花剌子模人和其它土著居民，以及波斯人、阿拉伯人为主形成的。他们操突厥语，信奉伊斯兰教，经营农业、手工业和商业，在人种上属高加索人种和蒙古人种的混合体。撒尔塔是指严重阿拉伯化与波斯化的突厥人，以及突厥化的塔吉克人。13世纪成吉思汗率蒙古人西征花剌子模，使撒尔塔人遭到了毁灭性的打击，他们中的一部分人融入乌兹别克民族中；一部分人被蒙古人强征入伍，后来这部分人随蒙古军队在我国河州以东的山区开荒屯田，逐渐由兵转民、安家落户，有些人成了回族的来源之一，其中一部分人在东乡地区戍边屯垦，成为东乡族的主要来源。

第五章

话说人类的大脑

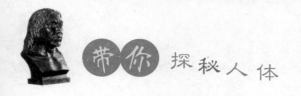
　　广义的大脑是指小脑幕以上的全部脑结构，即端脑、间脑和部分中脑。大脑主要包括左、右大脑半球，是中枢神经系统的最高级部分。大脑，又称端脑，是脊椎动物脑的高级神经系统的主要部分，由左右两半球组成。对于人类来说，大脑为脑的最大部分，是控制运动、产生感觉、实现高级脑功能的高级神经中枢。脊椎动物的端脑在胚胎时是神经管头端薄壁的膨起部分，后发展成大脑两半球，主要包括大脑皮层和基底核两部分。大脑皮层是被覆在端脑表面的灰质，由神经元的胞体构成。皮层的深部由神经纤维形成的髓质或白质构成。髓质中又有灰质团块（即基底核），纹状体是其主要部分。

　　大脑由约140亿个细胞构成，重约1400克，大脑皮层厚度约为2～3毫米，总面积约为2200平方厘米。人脑中的主要成分是水，占80%，耗氧量达全身耗氧量的25%，血流量占心脏输出血量的15%，一天内流经大脑的血液为2000升。因为人脑中有80%是水，所以就有些像豆腐。人脑是圆的，淡粉色的。另外，脑细胞每天要死亡约10万个，有情越不用脑，脑细胞死亡越多。一个人的脑储存信息的容量相当于1万个藏书为1000万册的图书馆。从生物进化角度来说，人类的大脑是在长期进化过程中发展起来的思维和意识的器官，它是控制人体的最高司令官。本章就以人类的大脑为题，来分别说一说其结构与功能。

# 大脑的内部构造

大脑主要包括左、右大脑半球，是中枢神经系统的最高级部分。人类的大脑是在长期进化过程中发展起来的思维和意识的器官。大脑半球的外形和分叶左、右大脑半球由胼胝体相连。半球内的腔隙称为侧脑室，它们借室间孔与第三脑室相通。每个半球有三个面，即膨隆的背外侧面，垂直的内侧面和凹凸不平的底面。背外侧面与内侧

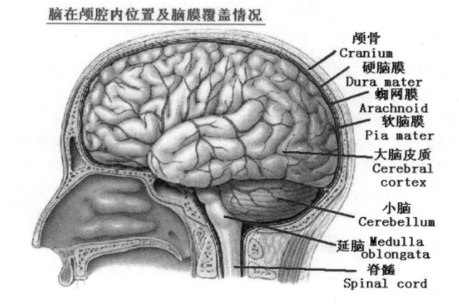

脑在颅腔内位置及脑膜覆盖情况

颅骨 Cranium
硬脑膜 Dura mater
蜘网膜 Arachnoid
软脑膜 Pia mater
大脑皮质 Cerebral cortex
小脑 Cerebellum
延脑 Medulla oblongata
脊髓 Spinal cord

大脑结构图

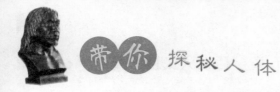
面以上缘为界，背外侧面与底面以下缘为界。半球表面凹凸不平，布满深浅不同的沟和裂，沟裂之间的隆起称为脑回。背外侧面的主要沟裂有：中央沟从上缘近中点斜向前下方；大脑外侧裂起自半球底面，转至外侧面由前下方斜向后上方。

在半球的内侧面有顶枕裂从后上方斜向前下方；距状裂由后部向前连顶枕裂，向后达枕极附近。这些沟裂将大脑半球分为五个叶：即中央沟以前、外侧裂以上的额叶；外侧裂以下的颞叶；顶枕裂后方的枕叶以及外侧裂上方、中央沟与顶枕裂之间的顶叶；以及深藏在外侧裂里的脑岛。另外，以中央沟为界，在中央沟与中央前沟之间为中央前回；中央沟与中央后沟之间为中央后回。

大脑内部的灰质是覆盖在大脑半球表面的一层灰质，又称为大脑皮层，是神经元胞体集中的地方，这些神经元在皮层中的分布具有严格的层次。其中，大脑半球内侧面的古皮层分化较简单，一般只有三层：一是分子层；二是锥体细胞层；三是多形细胞层。但在大脑半球外侧面的新皮层则分化程度较高，共有六层，分别是分子层（又称带状层）、外颗粒层、外锥体细胞层、内颗粒层、内锥体细胞层（又称节细胞层）、多形细胞层。

大脑皮层的深面为白质，白质内还有灰质核，这些核靠近脑底，称为基底核，又称为基底神经节。大脑基底核中主要为纹状体，由尾状核和豆状核组成。尾状核前端粗、尾端细，弯曲并环绕丘脑；豆状核位于尾状核与丘脑的外侧，又分为苍白球、壳核。尾状核与壳核在动物进化上出现较迟，称为新纹状体，而苍白球在种系发生上出现较早，称为旧纹状体。纹状体的主要功能是使肌肉的运动协调，维持躯体一定的姿势。总之，广义的大脑是指小脑幕以上的全部脑结构，即端脑、间脑和部分中脑；主要包括左、右大脑半球，是中枢神经系统的最高级部分。

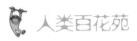 人类百花苑

## 左脑和右脑的功能

人类对于大脑的研究有2500年的历史，然而对自身大脑的开发和利用程度仅有10％。实际上，人脑远远超过世界最强大的计算机，可储存50亿本书的信息，相当于世界上藏书最多的美国国会图书馆（1000万册）的500倍。人脑神经细胞功能间，每秒可完成信息传递和交换次数达1000亿次。处于激活状态下的人脑，每天可以记住四本书的全部内容。男性和女性大脑的最大区别主要是大脑皮层的构造不同。女性大脑的沟通交流能力特别发达，所以细致、敏感，能够通过察言观色来了解对方的心理，直觉也很灵敏。但男性的方向感天生比女性强。

科学研究证明，大脑分为左半球和右半球。左半球是管人的右边的一切活动的，一般左脑具有语言、概念、数字、分析、逻辑推理等功能；右半球是管人的左边的一切活动的，右脑具有音乐、绘画、空间几何、想像、综合等功能。左脑的记忆回路是低速记忆，右脑的是高速记忆。左脑记忆是一种"劣根记忆"，右脑记忆则有"过目不忘"的本事。

人的左右半脑是不平衡的，绝大多数人是左脑发达。全球有10％的人是左撇子，即右脑比较发达。一般来说，理解数学和语言的脑细胞集中在左半球；发挥情感、欣赏艺术的脑细胞集中在右半球。右半脑发达的人，在知觉、想象力、空间感和把握全局的能力更强一些，各种动作更敏捷。右脑最重要的贡献是创造性思维。左脑发达的人，处理事情比

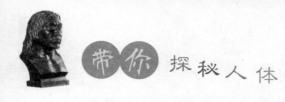 

较有逻辑、条理；在社交场合比较活跃，善于判断各种关系和因果；善于统计，方向感强；善于组织；善于做技术类、抽象类的工作。

## 大脑与性格间的秘密

常言道："江山易改，本性难移。"人的性格被看做是无法改变的东西。每一个人都有其独特的行为倾向，这就是他的性格。英国心理学家艾森克研究了许多人的性格特征，把性格大致分成外向和内向两种。典型的外向人格，喜欢社交活动，经常参加宴会，朋友多，爱说话，不喜欢自己一个人看书，喜欢有变化的生活，乐观，并厌恶忧心忡忡；典型的内向人格，表现腼腆、羞怯，不擅长交际，喜欢独处，在行动时十分慎重，喜爱有秩序的生活，不愿攻击别人，对事物持悲观看法。不过，绝大多数人的性格是两者混合的。

艾森克认为，个体性格的成立有它的生物学基础，大脑的机能有兴奋与抑制两种状态，一个人的各种生理系统把这两种状态混合形成人之性格。艾森克的这种理论是在脑的神经元机能尚未被确定时发表的。现今对于人脑的研究很多，但对于"性格是如何决定的"或者"性格是受天生因素还是环境条件影响而成的"等问题仍然无法给出详尽的解答。不过，自从对人脑施行各种外科手术后，人们对性格与大脑的关系有了某种程度的了解。

比如，在切除额叶前区以后，明显表现出个性变化，如听得进别人所说的话，不再焦虑不安，待人态度亲切，比较看得开，不易引起忧虑的情绪和不安的状态等等。而且发现扁桃体是承受大脑新皮质与旧皮质的中继核，如果此处被破坏，人就会变得非常老实安分，同时不再有困惑感，行动显得非常平稳。另外，联结海马与额叶前区的扣带回部位有很强的性格作用，一旦手术切除，可改善患者不安与忧郁状态。总之，人的性格与大脑之间确实有着神秘的共通关系。大脑部位的生理性变化，会相应地引起性格上的变动。

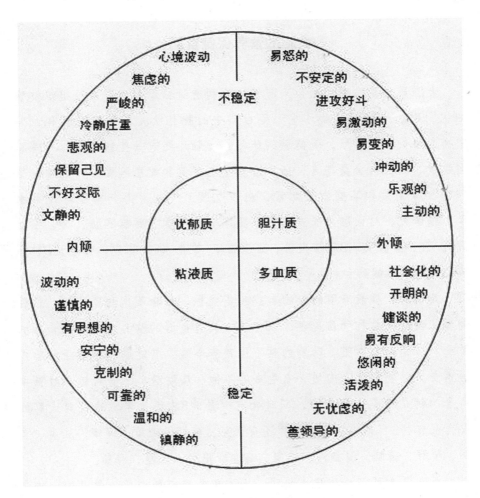

艾森克的人格类型维度

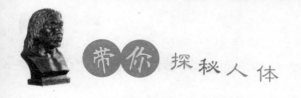
人类百花苑

## 大脑的营养保健食品

大脑最喜欢吃糖，因为只有糖能顺利透过脑障碍而进入脑组织被脑细胞利用；大脑还喜欢"吃"蛋白质中的胱甘肽。动物的肝脏和血肉中有丰富的谷胱甘肽，是健脑的佳品；大脑还要吃一些卵磷脂。卵磷脂在蛋黄、黄豆内含量很多，所以应多吃些蛋黄和黄豆等食品；大脑还要"吃"维生素和某些微量元素，应多吃菠菜、胡萝卜、橘子等蔬菜水果。据研究，对大脑生长发育有重要作用的物质主要有脂肪、钙、维生素C、糖、蛋白质、B族维生素、维生素A、维生素E。所以，富含这8种物质的食物都是健脑食物。

其中对大脑最有用的食物有：一是核桃。富含不饱和脂肪酸，这种物质能使脑的结构物质完善，从而使人具有良好的脑力，是健脑食品的首选。二是动物内脏。动物内脏不但营养丰富，其健脑作用优于动物肉质本身。动物内脏比肉质含有更多的不饱和脂肪酸。三是红糖。红糖中所含的钙是糖类中最高的，同时含有少量的B族维生素，这些对大脑的发育很有利。具体的健脑食物还有豆芽、鱼虾、海藻、蜂蜜、豆类、鱼头、猪肝、猪脑、瘦猪肉、牛肉、鸡肉、鸭肉、骨髓、海参。

多吃鱼头可以让小孩更聪明，因为鱼头含有蛋白质、氨基酸、维生素和大量微量元素；猪肝有养血补肝、健脑的功效；猪脑具有补脑，止头昏的效果；瘦猪肉有滋阴润燥的作用；牛肉具有健脾益胃，健脑的功效；鸡肉可以温中益气、健脑补脑；鸭肉具有滋阴养胃，补脑的作用；

骨髓可以补肾壮骨，补益脑髓；海参具有补肾益精、健脑的功效。另外，经常用脑的人宜常服下面的食疗方，如取胡桃仁100克，龙眼肉500克，蜂蜜2000克，将前二味捣碎，拌入蜂蜜封存，每次服30克，每日两次，可以养脑补血。也可取银耳50克，杜仲50克，冰糖250克，先将杜仲煎熬三次，取汁去渣，下银耳煮至熟烂，再调入冰糖即成，每日服两次，可醒脑提神。

# 大脑的记忆功能

所谓记忆，就是人们对经验的识记、保持和应用过程，是对信息的选择、编码、储存和提取过程。判断人的记忆品质及记忆优劣的标准，可以从记忆品质的敏捷性、持久性、正确性和备用性等四个方面来衡量和评价。记忆的作用主要有：一是记忆作为一种基本的心理过程，和其他心理活动密切联系。在知觉中，人的过去经验有重要的作用，没有记忆的参与，人就不能分辨和确认周围的事物。在解决复杂问题时，由记忆提供的知识经验，起着重大作用。二是记忆在个体心理发展中，也有重要作用。人们要发展动作机能，如行走、奔跑和各种劳动机能，就是必须保存动作的经验。人们要发展语言和思维，也必须保存词和概念。没有记忆，就没有经验的累积，也就没有心理的发展。三是一个人某种能力的出现，一种好的或坏的习惯的养成，一种良好的行为方式和人格特征的培养，都是以记忆活动为前提。四是记忆联结着人的心理活动的过去和现在，是人们学习、工作和生活的基本机能。离开了记忆，个体就什么也学不会。所以，记忆

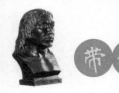
对人类社会的发展有重要意义。在一定意义上说，没有记忆和学习，就没有我们现在的人类文明。

记忆的基本过程是识记、保持、遗忘、再认和再现。记忆是从识记开始的。识记是外部世界的对象和现象的映象在记忆中巩固和保持的过程，它是记忆的一个重要环节。再现的完整性和精确性、保持的巩固性和长久性都依赖于识记。识记根据有无目的性可分为随意识记和不随意识记。随意识记的特点是有自觉提出的识记目的，它要求进行意志努力和应用专门方法；不随意识记的特点是没有识记目的，它是在某种活动中自然而然地实现的。通常，随意识记要比不随意识记有成效。识记的成效主要地依赖于它的目的性、准备性、对所识记的材料的兴趣和情绪关系。根据对材料的理解或不理解，识记又可分为意义识记和机械识记。意义识记与对材料的理解有联系，它的基础是在新的材料和已熟悉的材料之

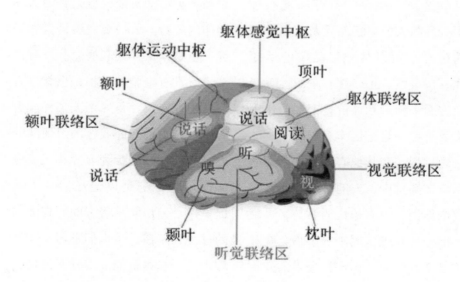

大脑功能分区

间，在材料的各个部分之间建立意义联系；机械识记则同理解没有联系或较少联系，这是由材料的特点及其理解的困难性所引起的，它的基础是以多次重复的方法巩固外部联系。一般说来，意义识记的效果优于机械识记的效果，但在认识过程中这两种识记都是必要的。

保持和遗忘是相互对立的过程。保持是对材料的积极加工，使之系统化，进而概括和掌握它们，并把它们储存在记忆中的过程；遗忘是材料在记忆中消失的过程，即没有把材料保持下来。因此，保持的过程实质上也就是同遗忘作斗争的过程。识记和保持的结果具体地表现在再认和再现上，人应用所获得的经验是借助于再现和再认实现出来的。再认和再现是以前感知过的东西的恢复过程，二者的差别是：再认是当客体在场时出现的，再现是客体不在场时出现的。再认和再现可以是随意的或不随意的。

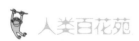

## 大脑的记块

记和忆是两个过程，记是将感块转化到大脑内储存的过程，感块进入大脑后就成了记块。忆是将记块取出来的过程。记块并不是全部可以被唤醒成为忆块的，记块能否形成忆块，与时间、感块、原块的刺激程度、思维过程、深部感觉、随机性和生物钟有关。记块和忆块之间有时还存在微妙的差别。

由感块（感觉）刺激大脑的记库产生的储存，叫记块它是外界信息在大脑里的一种转化。记块分两种：一种是遗传记块，一种是后天记

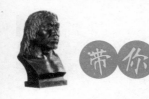

块。遗传记块包括人类和动物的行为等记块，后天记块是人类等动物后天学习得来的记块。记块按时间还可分为短记块和长记块。按性质记块还可以分为硬记块和软记块。硬记块决定器官的细胞性质、结构、大小等。软记块决定细胞的功能和表现。

遗传记块分两种：一是单一遗传记块，一是整体遗传记块。单一遗传记块如听、看等，整体遗传记块包括协同遗传记块和统一遗传记块，前者是指在同一个机体内的一种协调，比如排泄，排泄必须有腹肌的收缩、肛门括约肌的收缩等共同作用才能产生。后者是指团体性行为，比如蜜蜂筑巢，珊瑚虫形成珊瑚礁等。

# 记忆的分类与四个高潮

记忆是大脑系统活动的过程，可分为识记、保持、重现三个阶段。其中，识记就是通过感觉器官将外界信息留在脑子里；保持是将识记下来的信息，短期或长期地留在脑子里，使其暂时不遗忘或者许久不遗忘；重现包括两种情况，凡是识记过的事物，当其重新出现在自己面前时，有一种似曾相识的熟悉之感，甚至能明确地把它辨认出来，称作再认。凡是识记过的事物不在自己面前，仍能将它表现出来，称作再现。重现就是指在人们需要时，能把已识记过的材料从大脑里重新分辨并提取出来的过程。

记忆按内容的变化，可分为形象记忆型、抽象记忆型、情绪记忆型和动作记忆型。形象记忆型，是以事物的具体形象为主要的记忆类型；抽象记忆型，也称词语逻辑记忆型，是以文字、概念、逻辑关系为主要对象的抽象化的记忆类型，

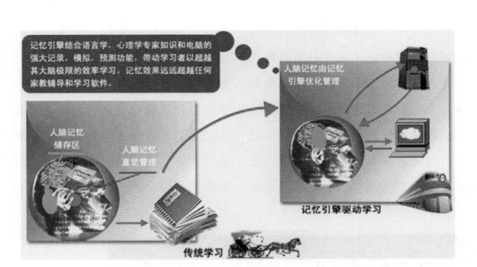

记忆引擎结合语言学，心理学专家知识和电脑的强大记录，模拟，预测功能，带动学习者以超越其大脑极限的效率学习。记忆效果远远超越任何家教辅导和学习软件。

人脑记忆由记忆引擎优化管理

人脑记忆储存区

人脑记忆直觉管理

记忆引擎驱动学习

传统学习

大脑记忆过程图

如"哲学""市场经济"等词语文字，整段整篇的理论性文章，一些学科的定义、公式等；情绪记忆型，情绪、情感是指客观事物是否符合人的需要而产生的态度体验。这种体验是深刻的、自发的、情不自禁的。所以记忆的内容可以深刻保持在大脑中；动作记忆型，是以各种动作、姿势、习惯和技能为主的记忆，是培养各种技能的基础。

记忆按感知器官可分为：视觉记忆型，是指视觉在记忆过程中起主导作用的记忆类型，主要是根据形状印象和颜色印象记忆；

听觉记忆型，是指听觉感知在记忆过程中起主导地位的记忆类型；嗅觉记忆型，是指嗅觉感知在记忆过程中起主导地位的记忆类型；味觉记忆型，是指味觉感知在记忆过程中起主导地位的记忆类型；肤觉记忆型，是指肤觉感知在记忆过程中起主导地位的记忆类型；混合记忆型，是指两种以上感知器官在记忆过程中同时起主导作用的记忆类型。

记忆按保持时间，根据记忆过程中信息保持的时间长短不同，将记忆分为短期记忆和长期记忆两个保持阶段，以及瞬时记忆、短时记忆、长时记忆、永久记忆四种。另外，记忆按意识类型，按心理活动是否带有意志性和目的性分类，可以将记忆分为无意记忆和有意记忆。又可进一步分为无意识记、无意回忆、有意识记和有意回忆四

种。无意记忆是指没有任何记忆的目的、要求，没有做出任何记忆的意志努力，没有采取任何的记忆方法，是记忆的自发性的记忆。而有意记忆是指有预定的记忆目的和要求，需要作出记忆的意志努力，需要作出运用一定的记忆方法，具有

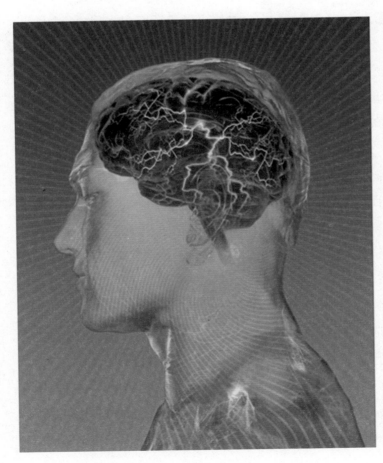

人类大脑

自控性和创造性的记忆。与此同时，无意记忆和有意记忆是相辅相成的，在一定的条件下可以相互转化。也就是说，无意记忆可以向有意记忆转化，有意记忆也可以向无意记忆转化。转化的条件包括实践或认识任务的需要，信息强度的变化，人的主观处于何种状态，所掌握的记忆技能的熟练程度，精神高度集中然后思想放松。

大脑的记忆功能也有高潮。一般而言，人的大脑有四个记忆高潮。具体来说，清晨起床后，大脑经过一夜休息，此刻学习一些难记忆而又必须记忆的东西较为适宜。这是第一个记忆高潮；上午8点至11点是第二个记忆高潮。此时体内肾上腺素分泌旺盛，精力充沛，大脑具有严谨而周密的思考能力；第三个记忆高潮是下午6点至8点，可利用这段时间来回顾、复习全天学习过的东西，加深记忆，分门别类，归纳整理；睡前一小时，是记忆的第四个高潮。利用这段时间对难以记忆的东西加以复习，不易遗忘。

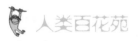

人类百花苑

## 提高记忆力的六种方法

记忆力是人脑的记忆能力，是人脑对于已知的经验、知识、心理体验和各种社会活动的识记。学习任何科学知识，都离不开记忆。强记忆力能够迅速地、准确地、持久地掌握学习过的知识和技能。要提高和发展记忆力，应注意做到六点：（1）记忆要有明确目的。有明确的记忆目的，则记忆力持久且强劲，反之则短暂而微弱。（2）记忆要有浓厚的兴趣。兴趣是增强记忆力的催化剂。一个人对他所感兴趣的信息和对象，

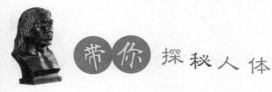
会产生高度集中的注意力与观察力，精神上更加亢奋。（3）记忆要有高度的注意力。只有专心致志，聚精会神，信息和对象才会在大脑皮层中烙上深深的印迹；反之，注意力不集中，会使人记忆力下降。（4）记忆要遵循规律，及时复习。人的遗忘是有规律的，表现为最初遗忘的较快，几天后会重新想起来，以后逐渐慢慢地遗忘。因此，在遗忘到来之前，必须及时地复习，以便大大提高记忆的持久性。（5）记忆要有良好的心理状态。心情舒畅、精神饱满的人，记忆效果就好，反之则差，要善于调控和转移注意力。（6）记忆要有科学的方法。记忆力不能够单纯地靠死记硬背。

## 大脑做梦的功能

梦是一种主体经验，是人在睡眠时产生想象的影像、声音、思考或感觉，通常是非自愿的。在进入深度睡眠时发生的入睡状态，被认为和做梦有关。做梦与快速动眼睡眠有关，是发生在睡眠后期的一种浅睡状态，其特色为快速的眼球水平运动、脑桥刺激、呼吸与心跳速度加快，以及暂时性的肢体麻痹。梦是一种意象语言。事实上，梦常对艺术等方面激发出灵感。梦的形式包括恶梦、春梦等。科学家相信所有人类都会做梦。如果一个人直接从快速动眼睡眠期中被叫醒的话，比如说被闹钟叫醒，他们就比较可能会记得那段快速动眼期所作的梦境。真正的作梦只有在人类身上被直接证实发生过，不过很多人相信作梦也会发生在其他动物身上。平均拥有最长快速动眼睡眠时期的动物是穿山甲。

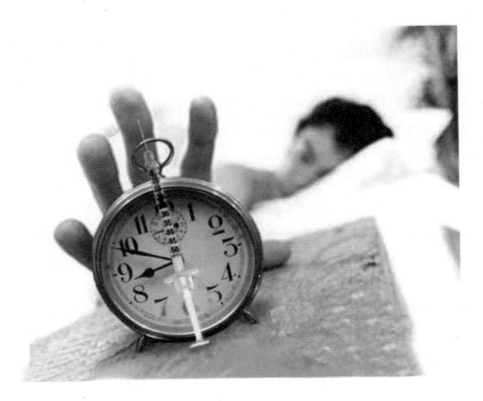

被闹钟吵醒

哺乳类可能是大自然中唯一或至少是最频繁的做梦者，因为和他们的睡眠模式有关。

也有人认为梦只是人睡眠时的一种心理活动，梦中的心理活动与人清醒时的心理活动一样都是客观事物在人脑中的反映。梦中离奇的梦境是因人睡眠大脑意识不清时，对各种客观事物的刺激产生的错觉引起的。如人清醒心动过速时产生的似乎被追赶的心悸感，在梦中变成了被人追赶的离奇恐惧的恶梦；人清醒心动过慢或早博时引起的心悬空、心下沉的心悸感，在梦中变成了人悬空、人下落的恶梦。梦中经常能感觉到一些人清醒时不易感觉到的轻微的生理症状，是因人睡眠时来自外界的各种客观事物的刺激相对变小，而来自体内的各种客观事物的刺激相对变强引起的。

其实，梦与人的社会环境、心理因素以及形体状况，均有着不可分割的联系。做梦的原理有：一是信息运动原理。大脑存储的各种信息就像是小纸条，如果这些小纸条与一些较大的作用力同时存在的话，就必然会产生运动；当人们睡觉时，大脑内的各种情绪和其他能量并没有消失，就自然会带动大脑内的信息，所以就引发了各种情景的梦境。二是触发端原理。引发大脑能量运作，是有不同触发端的；主要分为外界触发端和内心触发端。外界触发端主要是睡觉过程中，身体感受外界的各种信息，从而引发人们做相关信息的梦境。内在触发端包括身体的疾病或舒适感和心理的各种日常的思考、情感、喜好等。如有各种疾病时，经常会出现恶梦，以及各种生理因素所导致的梦境。所以，我国古人认为："好仁者，多梦松柏桃李，好义者多梦刀兵金铁，好礼者多梦簋篮笾豆，好智者多梦江湖川泽，好信者多梦山岳原野"。三是有意识原理。在梦中，人们还是有一定意识的，可以进行一些逻辑思考和判断。

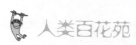
人类百花苑

## 梦的基本类型

我国古人根据梦的内容不同，把梦分为十五类：（1）直梦。即梦见什么就发生什么，梦见谁就见到谁。人的梦都是象征性的，有的含蓄，有的直露，后者就是直梦。（2）象梦。即梦意在梦境内容中通过象征手段表现出来。如天象征阳刚、尊贵、帝王；地象征阴柔、母亲、生育等。（3）因梦。即由于睡眠时五官的刺激而做的梦。（4）想梦。是意想所作之梦，是内在精神活动的产物，通常所说"日有所思，夜有所梦"即想梦。（5）精梦。即由精神状态导致的梦，是凝念注神所作的梦。（6）性梦。是由于人的性情和好恶不同引起的梦。（7）人梦。是指同样的梦境对于不同的人有不同的意义。（8）感梦。由于气候因素造成的梦为感梦。（9）时梦。由于季节因素造成的梦为时梦。（10）反梦。就是相反的梦，阴极则吉，阳极则凶，谓之反梦。（11）籍梦。就是托梦，认为神灵或祖先会通过梦来向我们预告吉凶祸福。（12）寄梦。就是甲的吉凶祸福在乙的梦中出现，乙的吉凶祸福在甲的梦中出现，或者异地感应做同样的梦。寄梦是由于人们之间的感应而形成的梦。（13）转梦。是指梦的内容多变，飘忽不定。（14）病梦。是人体病变的梦兆，是由于人体的阴阳五行失调而造成的梦。（15）鬼梦。即噩梦，梦境可怕恐怖的梦。鬼梦多是由于睡觉姿势不正确，或由于身体的某些病变而造成的梦。

# 大脑与梦游的关系

梦游是睡眠中自行下床行动，而后再回床继续睡眠的怪异现象。梦游在神经学上是一种睡眠障碍，症状一般为在半醒状态下在居所内走动，会作出一些危险的举动，如翻窗、开车甚至杀人、强奸。梦游

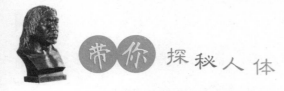

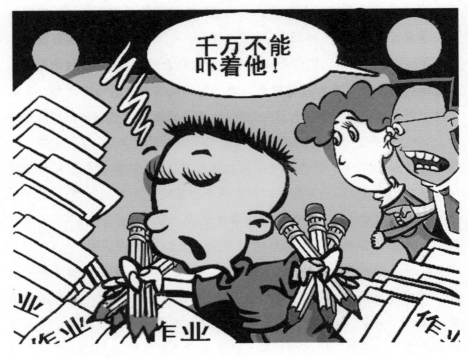

梦 游

者多为儿童,年龄多在6～12岁之间。梦游者下床后的行动期间,仍在沉睡状态,睡醒后对自己夜间的行动,一无所知。梦游的奇怪现象是,当事人可在行动中从事很复杂的活动,会开门上街、拿取器具或躲避障碍物,而不致碰撞受伤。活动结束后,再自行回到床上,继续睡眠。当然,也有少数儿童由于脑部感染、外伤或罹患癫痫、癔症时,也可能发生梦游现象。成年人发生梦游,多与患精神分裂症、神经官能症有关。梦游只要不是脑器质性病变引起的,不需治疗。如果频繁发生,可请医生用些镇静剂。恐惧、焦虑易使梦游症加重,这就要设法消除恐惧、焦虑心理。

研究表明,梦游主要是人的大脑皮层活动的结果。大脑的活动,包括"兴奋"和"抑制"两

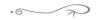

个过程。通常人在睡眠时，大脑皮质的细胞都处于抑制状态之中。倘若这时有一组或几组支配运动的神经细胞仍处于兴奋状态，就会产生梦游。梦游行动的范围往往是梦游者平时最熟悉的环境以及经常反复做的动作。据统计，梦游者的人数约占总人口的1%~6%，其中大多是儿童和男性，尤其是那些活泼与富有想象力的儿童。而患有梦游症的成年人大多是从儿童时代遗留下来的。梦游的出现率约25%。一般来说，儿童梦游不算什么大毛病。相比之下，成人梦游则是一种病态行为。

梦游者眼睛张开，让人误以为是清醒的，而且可以回答一些简单问题或命令。三分之一的梦游者行为有侵略性。大部分梦游时间几分钟到一小时钟不等。常人认为，梦游者大概像瞎子一样四处乱撞，其实梦游者眼睛是半开或全睁着的，他们走路姿势与平时一样。梦游者很少做越出常规的事，梦游时也极

少作出伤害性的进攻行为。当然，梦游者有时由于注意力分散偶尔会跌倒碰伤。常人有一种偏见，认为不可随便去喊醒梦游者，因为梦游者忽然惊醒会吓疯的。事实上，梦游者很难被唤醒，即使被唤醒了，他也不会发疯，只是感到迷惑不解而已。关于梦游的原因，至今仍无法确知。医学界普遍认为主要是家族遗传及心理压力等因素造成。

梦游的患者与周围环境失去了联系，情绪有时会很激动，甚至会说一大堆的胡话，旁边人很难听懂他在讲什么东西；他似乎在从事一项很有意义的活动。这种活动往往是他压抑的痛苦经历的象征式重现；梦游结束后，患者对梦游一无所知。梦游症的判断标准有：常有睡眠中起床行走行为，通常发生在主要睡眠阶段；当梦游时，患者脸部表情呆板，对他人的刺激基本上不作反应，梦游者也很难被强行唤醒；清醒时患者对梦游中所发生的一切大都遗忘了；当从梦游状态醒来后的几分钟内，患者心理活动与

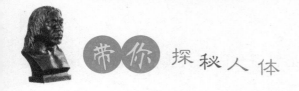

带你 探秘人体

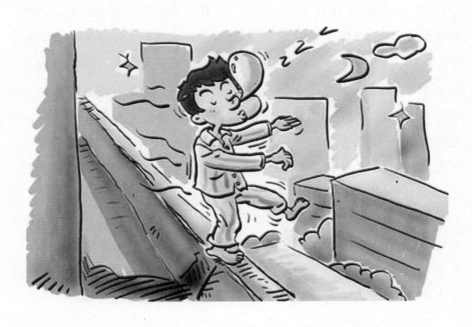

梦游人

行为均无损伤；梦游的起始及进行过程中没有诸如癫痫症一类的病因。

梦游症是一种较常见的睡眠障碍，发生率约占一般人口的1%～6%，男多于女，小儿多于成人，常有家族史。梦游症多发生于睡眠最初的2～3小时内，持续时间一般5～30分钟，发作后有可能意识转为清醒，也可能继续入睡。发病时脑的活动处于一种意识朦胧状态。治疗梦游症时，必须心理治疗和药物治疗同时进行。应该去除不良的精神因素，消除焦虑、恐惧和紧张的情绪，改善其环境，使之注意劳逸结合和体育锻炼；同时辅以适当剂量的镇静安眠药物，如安定、眠尔通、利眠宁等。在梦游刚发作时，及时唤醒他，也是一种行之有效的措施。

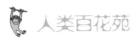

## 梦游的治疗方法

◆ **中医疗法**

　　取磁石30克，先煎；龙骨30克，先煎；牡蛎30克，酸枣仁12克，郁金12克，淮山15克，生地12克，丹皮12克，云苓18克，麦冬12克，石菖蒲12克，女贞子9克，黄芪12克，共同煎汤服用。

◆ **厌恶疗法**

　　目前治疗梦游症最直截了当的方法仍是厌恶疗法，通过厌恶疗法把梦游者从梦中喊醒，打破了梦游者的行为定势，使这种下意识的行为达不到目的，那么梦游就会逐渐消退。有一个人梦游时常把一支装有弹药的猎枪对准自己的妻子，这种危险的举动搅得生活得不到安宁。治疗方法很简单，让妻子睡床的外侧，丈夫睡内侧，这样当丈夫起床梦游时便会把妻子闹醒，这时妻子立即取来一个警笛，对着丈夫的耳朵使劲吹。采用厌恶疗法有两个关键之处，一是设法在患者梦游时唤醒治疗者，二是及时中断患者梦游行为。

◆ **精神宣泄法**

　　梦游者的梦游行为十有八九代表了他内心深处的想法。解除患者内心深处的压抑感是治疗梦游症的关键之处。事实上，梦游症在儿童中的发生率颇高，这些梦游往往是想念亲人所致。所以应给孩子更多的温暖、关心、爱护他们，帮助他们解决一些具体问题，减少孩子对亲人的思念之情。

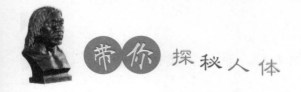
# 小脑的结构与功能

小脑位于大脑半球后方，覆盖在脑桥及延髓之上，横跨在中脑和延髓之间，由胚胎早期的菱脑分化而来。小脑是脑六个组成部分中仅次于大脑的第二大结构。小脑中部狭窄，称小脑蚓；两侧膨大部，称小脑半球；小脑下面靠小脑蚓两侧小脑半球突起，称小脑扁桃体。小脑的内部结构由皮质、髓质、顶核、中间核、齿状核构成。小脑的分叶按形态结构和进化分为绒球小结叶（古小脑）、小脑前叶（旧小脑）、小脑后叶（新小脑）；按机能分为前庭小脑（古小脑）、脊髓

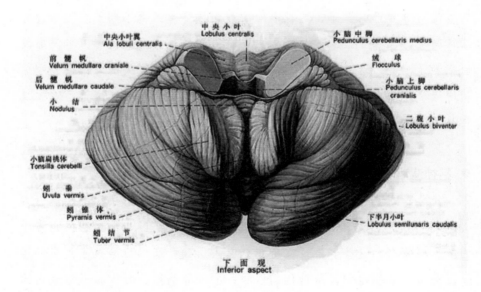

小脑结构图

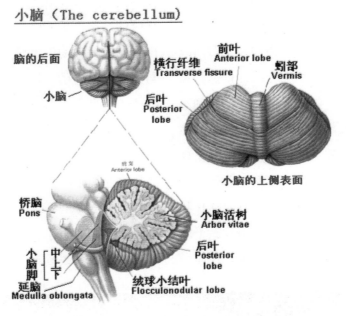

小　脑

小脑（旧小脑）、大脑小脑（新小脑）。

　　小脑中的前庭小脑，负责调整肌紧张，维持身体平衡；脊髓小脑，负责控制肌肉的张力和协调；大脑小脑，负责影响运动的起始、计划和协调，包括确定运动的力量、方向和范围。原始的小脑出现在圆口类的七鳃鳗。大多数鱼类的小脑不发达，体积小，鲨鱼小脑较大，表面甚至出现沟裂。两栖类的

小脑，表面缺乏沟回。爬行类的小脑内部开始出现神经核团。鸟类的小脑非常发达，体积大，表面沟回紧凑。哺乳类的小脑进一步发展，新小脑、旧小脑及古小脑分部清楚，表面的沟回变得更为复杂，神经核团更加分化、发达。

　　从外观上看，小脑中间有一条纵贯上下的狭窄部分，卷曲如虫，称为蚓部。蚓部两侧有两个膨隆团块，称为小脑半球。在小脑蚓部和

半球表面有一些横行的沟和裂，将小脑分成许多回、叶和小叶。在这些横贯小脑表面的沟和裂中，后外侧裂和原裂是小脑分叶的依据。后外侧裂将小脑分成绒球小结叶和小脑体两大部分，而原裂又将小脑体分成前叶和后叶。绒球小结叶出现最早，是小脑最古老的部分，被称为古小脑，主要接受来自前庭核和前庭神经的传入纤维，调节躯干肌肉的活动，在维持肌紧张、身体平衡和姿势等方面起重要作用；前、后叶的蚓部及后叶蚓部的后外侧部出现稍晚，称为旧小脑，主要功能与头部和身体的本体感受和外感受的传入信息有关，有调节肌紧张的作用；小脑半球的大部分和部分蚓部发展得最晚，称为新小脑，人类的最发达，主要接受经脑桥接转的来自大脑皮质的纤维，参与由大脑皮层发起的随意运动的调节。

小脑的表面覆着一层灰质，叫

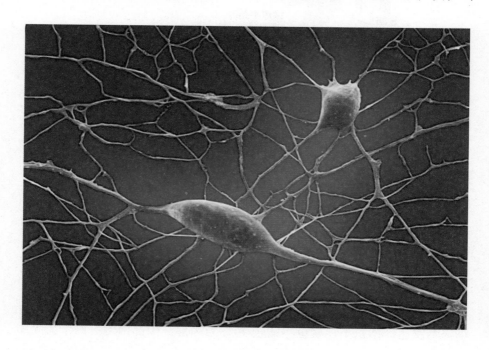

小脑皮层

做小脑皮层；皮层的下方是小脑髓质，由出入小脑的神经纤维和4对小脑深部核团组成。小脑皮层分为3层，从表及里分别为分子层、浦肯野氏细胞层和颗粒细胞层。在小脑左、右半球深部的髓质中，每侧各埋藏着4个由神经细胞群构成的神经核团，由内侧向外侧分别为顶核、栓状核、球状核和齿状核，其中栓状核和球状核常合称为间位核。小脑可分成三个纵向区：一是内侧区，由蚓部皮层和它所投射到的顶核共同组成，该纵区管理整个躯体的姿势、肌紧张和平衡；二是外侧区，由半球皮层和齿状核组成，管理同侧肢体的灵巧运动；三是间位区，由旁蚓皮层和间位核组成，管理同侧肢体的姿势和灵巧运动。

小脑通过与大脑、脑干和脊髓之间的传入和传出，参与躯体平衡和肌肉张力的调节，以及随意运动的协调。小脑的功能主要有：其一是调节躯体平衡。小脑对于躯体平衡的调节，是由绒球小结叶，即古小脑进行的。如果绒小结叶如受损伤或压迫，患者的身体平衡将严重失调，身体倾斜，走路时步态蹒跚。其二是调节肌紧张。小脑可以调节肌紧张活动，其调节作用表现为抑制肌紧张和易化肌紧张两个方面。小脑抑制肌紧张的作用主要是前叶（旧小脑）蚓部的机能。小脑对肌紧张的易化作用是由前叶的两侧部位来实现的。其三是协调随意运动。随意运动的协调是由小脑的半球部分，即新小脑完成的。新小脑的损伤，将使受害者的肌紧张减退和随意运动的协调性紊乱，称为小脑性共济失调。主要的表现有：运动的准确性发生障碍，如用手指鼻时，手指发生颤抖，愈接近目标，手指颤抖得愈厉害。动作的协调性发生障碍，运动时动作分解不连续。

小脑疾病中的小脑萎缩是一种以损害脊髓及小脑为主的慢性、进行性的脑部疾病，多为家族遗传。其主要症状为走路不稳、动作不灵、握物无力、言语不清，有的患者头晕、头重、头胀、头痛，伴有复视或视物模糊，吞咽发呛，书写颤抖，大小便障碍。小脑萎缩的主要表现是共济失调，，因此护理上主要是协助病人多进行肢体锻炼、改善平衡能力、延缓共济失调性残疾。我国中医理论认为，小脑萎缩病位在脑但定位在肾，治疗的关键在于补肾、益气、活血、健脑、豁痰、开窍。

人类百花苑

## 增强记忆的七种食物

记忆的方法有：一是理解基础上的记忆和记忆前提下的理解相统一。二是尝试背诵法。尝试背诵应有一个明确的记忆提纲。三是联想记忆。有接近联想，用相互接近的事物进行联想；相似联想，用相似的事物联想；对比联想，由相反事物的一方想到另一方；归类联想，从同类事物中来联想；因果联想，从原因想结果或从结果想原因；创新联想，人为创造一种联系进行的联想。掌握以上方法并加以灵活运用，定能培养成较强的记忆力。另外还有能增强记忆的七种食物需要加以补充。

（1）卷心菜。富含维生素B，能有效地预防大脑疲劳，从而起到增强记忆力的作用；（2）大豆。含有蛋黄素和丰富的蛋白质，每天食用适量的大豆或豆制品，可增强记忆力；（3）牛奶。富含蛋白质和钙质，可提供大脑所需的各种氨基酸；（4）鲜鱼。富含蛋白质和钙质，特别是含有不饱和脂肪酸；（5）蛋黄。含有蛋黄素、蛋钙等脑细胞所必需的营养物质，可增强大脑活力；（6）木耳。含有蛋白质、脂肪、多糖类、矿物质、维生素等多种营养成分，为补脑佳品；（7）杏子。含有丰富的维生素A、C，可有效地改善血液循环，保证脑供血充足，增强记忆。

# 脑干的结构与功能

脑干是位于脊髓和间脑之间的部分，位于大脑的下面，脑干的延髓部分下连脊髓。脑干呈不规则的柱状形，自下而上由延髓、脑桥、中脑三部分组成；上面连有第3～12对脑神经；脑干内的白质由上、下行的传导束，以及脑干各部所发出

的神经纤维所构成。脑干内的灰质分散成大小不等的灰质块，叫"神经核"。延髓尾端在枕骨大孔处与脊髓接续，中脑头端与间脑相接。延髓和脑桥恰卧于颅底的斜坡上。在延髓和脑桥里有调节心血管运动、呼吸、吞咽、呕吐等重要生理

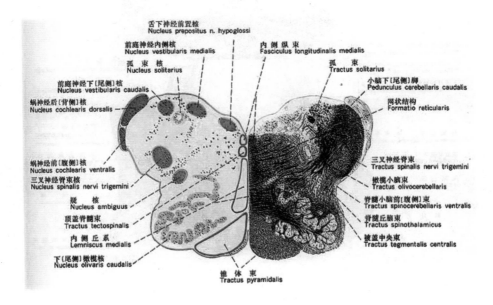

脑干网状结构图

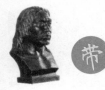 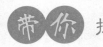
活动的反射中枢。若这些中枢受损伤，将引起心搏、血压的严重障碍，甚至危及生命。总之，脑干是大脑、小脑与脊髓相互联系的重要通路。脑干的功能主要是维持个体生命，包括心跳、呼吸、消化、体温、睡眠等生理功能。

脑干包括四个重要构造：一是延髓。位于脑的最下部，与脊髓相连，其主要功能为控制呼吸、心跳、消化。延髓有锥体、锥体交叉、橄榄、舌下神经根、舌咽神经、迷走神经、副神经；二是脑桥。位于中脑与延脑之间。脑桥的白质神经纤维，通到小脑皮质，可将神经冲动自小脑一半球传至另一

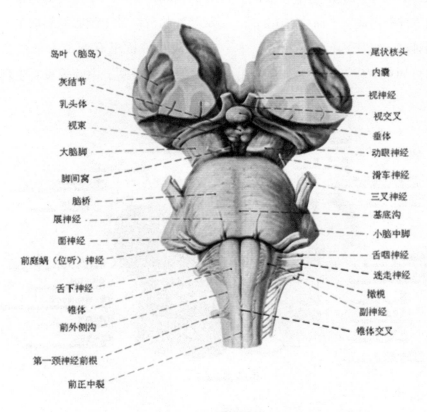

脑干腹面观

半球，使之发挥协调身体两侧肌肉活动的功能。脑桥有脑桥基底部、脑桥基底沟、桥臂、三叉神经根、展神经、面神经、前庭蜗神经、脑桥小脑角；三是中脑。位于脑桥之上，恰好是整个脑的中点。中脑是视觉与听觉的反射中枢，凡是瞳孔、眼球、肌肉等活动，均受中脑的控制。中脑以视束与间脑分界，有大脑脚、脚间窝、动眼神经；四是网状系统。居于脑干的中央，主要功能是控制觉醒、注意、睡眠等意识。

脑干中的重要神经核团有薄束核和楔束核、楔束副核、上丘核、下丘核、顶盖前区、蓝斑、网状结构的核群、红核、黑质、下橄榄核。脑干内的神经核自界沟由内向外，分为一般躯体运动核、特殊内脏运动核、一般内脏运动核、一般内脏感觉核、特殊内脏感觉核、一般躯体感觉核、特殊躯体感觉核。其中，般躯体运动核包括动眼神经核、滑车神经核、展神经核、舌下神经核；特殊内脏运动核（向腹侧迁移）包括三叉神经运动核、神经核、腹侧核、疑核；一般内脏运动核包括眼神经副核、上泌涎核、下泌涎核、迷走神经背核；一般内脏感觉核包括孤束核、脑干运动核；特殊内脏感觉核包括孤束核背侧小部分；一般躯体感觉核（向腹外侧迁移）包括三叉神经核、三叉神经脊束核、三叉神经感觉核、三叉神经中脑核；特殊躯体感觉核包括蜗神经核、前庭神经核。

脑干的功能与脊髓相似，有反射与传导两种功能。脑干的反射功能远较脊髓的复杂，尤其是延髓网状结构内存在重要反射中枢，如心血管活动中枢、呼吸中枢等。下面介绍脑干反射中的角膜反射、咽反射。角膜反射是以棉花轻触一侧眼球的角膜，引起双眼闭合，其反射通路是：角膜→三叉神经的眼神经→三叉神经脑桥核及脊束核→两侧面神经核→两侧面神经→两侧眼轮匝肌。刺激一侧眼球角膜，可引起两眼闭合，其中刺激侧的反应称直接角膜反射，未刺激侧的反应称间接角膜反射。而咽反射是用压舌板轻触咽后壁，引起软腭或腭垂上提及呕吐的动作。其反射通路是：咽后壁→舌咽神经及迷走神经→孤束核→疑核→舌咽神经、迷走神经→

软腭肌、咽肌。该反射弧任何一部分受损，咽反射即消失，如其中的传出神经受损，会出现吞咽困难、呛咳。

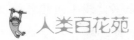人类百花苑

## 健脑益寿6法

### （1）按摩健脑

两手十指从前发际到后发际，做"梳头"动作12次；然后两手拇指按在两侧太阳穴，其余四指顶住头顶，从上而下，由下而上做直线按摩

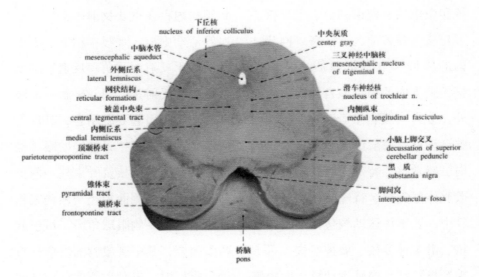

脑干症状群

12次；最后，两拇指在太阳穴，用较强的力量做旋转按动，先顺时针转，后逆时针转，各12次。

**（2）增强脑力劳动**

老年人应积极培养学习兴趣，参加脑力劳动，可以防病抗衰老，预防老年性痴呆症。

**（3）浴脑锻炼**

每日清晨起床后，宜到户外散步或做体操、打太极拳等，使大脑得到充分的氧气，唤醒尚处于抑制状态的各种神经和肌肉。

**（4）手指运动健脑**

手指功能的技巧锻炼可促进思维，健脑益智。

**（5）节欲健脑**

节欲可养精，养精才能健脑养神，推迟大脑衰老。

**（6）补脑益智**

常吃核桃、黑芝麻、花生、豆制品、玉米、蜂蜜、海藻类、鱼虾、牛奶等有益大脑健康的食品。

# 爱因斯坦大脑之谜

科学泰斗爱因斯坦脑部结构的秘密，近年来被加拿大神经学家破解，他的大脑负责数学运算的部分，比常人大15％。这一发现在世界上引起轰动。爱因斯坦被誉为人类历史上最具创造才华的科学家之

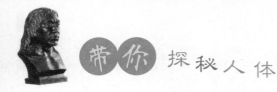

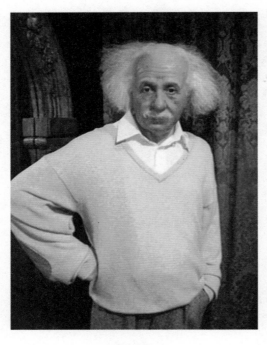

爱因斯坦

一，也是20世纪最伟大的科学家。他出生于1879年，逝世于1955年4月18日。去世前，他在医院里亲手写下一份遗嘱，明确表示遗体必须火化，然后把骨灰撒在人们不知道的地方。爱因斯坦去世时，在普林斯顿医院为他治病的医师名叫托马斯·哈维，当时42岁。哈维医师对这位科学泰斗仰慕已久，也一直在考虑爱因斯坦的才智超群这个问题。所以他顺当地把爱因斯坦的大

脑完整地取了出来。哈维医师把大脑悄悄带回家中，浸泡在消毒防腐药水里，后来又用树脂固化，再切成大约200片，并亲自动手研究大脑。

哈维医师将爱因斯坦的大脑保存了四十多年，此间科学界对爱因斯坦的大脑进行了全面的研究。1997年，哈维把所有的大脑切片送还爱因斯坦生前工作的地方——普林斯顿大学。大脑送回后，院方很快便收到几份希望进行研究的申请，其中包括加拿大安大略省麦克马斯特大学女教授桑德拉·威尔特森。威尔特森教授领导的研究小组发现爱因斯坦的天才是"天生"的，并非后天用功求学得来。据威尔特森研究，爱因斯坦大脑左右半球的顶下叶区域，比常人大15%，非常发达。大脑后上部的顶下叶区发达，对一个人的数学思维、想象能力以及视觉空间认识，都发挥着重要的作用，这解释了爱因斯坦为何具有独特的思维，才智

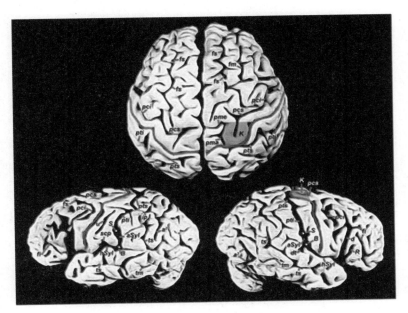

爱因斯坦大脑结构图

过人。爱因斯坦大脑的另一个特点，是表层的很多部分没有凹沟，这些凹沟就像脑中的路障，使神经细胞受阻，难以互相联系，如果脑中没有这些障碍，神经细胞就可以畅通无阻地进行联系，使得大脑的思维活跃无比。

威尔特森的发现轰动了世界，但有些西方科学家呼吁，这一发现固然可喜，但应谨慎对待，因为仅凭爱因斯坦的一个大脑就得出这样的结论，理由并不充分，因为那可能只是一般聪明的犹太人普遍具有的脑部特征。爱因斯坦尽管生来是天才，但如果没有后天的培养和个人的努力，天才也难以发挥出超人的智慧。哈佛大学比尼斯教授指出，爱因斯坦脑部的最新发现，无疑有重要的意义，但仍需要作更深入的研究和比较，才可对这个"天才之脑"下最后的结论。

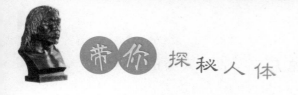

人类百花苑

## 科学用脑的方法

大脑是人体进行思维活动最精密的器官。养生首先要健脑，要防止脑功能衰退，最好的办法是勤于用脑。懒于用脑会出现脑功能的衰退。"用进废退"，是自然界的普遍法则。实践证明人用脑越勤，大脑各种神经细胞之间的联系越多；在生活中，勤奋工作，积极创造，可以刺激脑细胞再生，恢复大脑活力，是延缓人体衰老的有效方法。

但大脑不宜过度使用，要注意合理用脑。有人认为，凡遇有如下情况就不可继续用脑：头昏眼花，听力下降，耳壳发热；四肢乏力，打呵欠，嗜睡或瞌睡；注意力不集中，记忆力下降；思维不敏捷，反应迟钝；食欲下降，出现恶心、呕吐现象；出现性格改变，如烦躁、郁闷不语、忧郁等现象；看书时，看了一大段，却不明白其中的意思；写文章时，掉字、重复率增多。这些都是用脑过度的信号，遇有以上情况，可以闭目养神或眺望远景，也可以做深呼吸数十次或到户外散步，休息片刻。

科学用脑的方法有：一是大脑是全身耗氧量最大的器官，占人体总耗氧量的四分之一，因此氧气充足有助于提高大脑的工作效率，保持高度的注意力。所以需特别注重学习、工作环境的空气质量。二是大脑百分之八十以上由水组成，大脑所获取的所有信息都是通过细胞以电流形式进行传送，而水是电流传送的主要媒介。所以读书前，先饮一至两杯清水，有助于大脑运作。三是听舒缓的音乐，对大脑神经细胞代谢十分有利。四是与朋友聊天也会促进大脑的发育和锻炼大脑的功能。五是多读书多看报，多观察周围的事物，并注意及时往大脑中储存信息。

第六章

话说人类的神奇五官

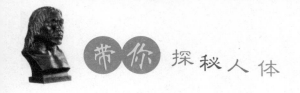
以容貌而言，五官泛指脸的各部位，包括额、双眉、双目、鼻、双颊、唇、齿和颏，狭义的五官是指眼、耳、鼻、舌、口。以中医而言，五官指耳、目、鼻、唇、舌，认为"肝主目，心主舌，脾主口，肺主鼻，肾主耳"，即所谓的"鼻者，肺之官也；目者，肝之官也；口唇者，脾之官也；舌者，心之官也；耳者，肾之官也"。而如果以人体感知外界事物的途径而言，五官是指耳、目、鼻、口、身，分别主管人的得听、视、嗅、味、体等五种感觉。另外，五官又指人在活动中使用最多的外部器官，主要指耳、目、口、手，主要用来聆听、观看、讲述和操作。

具体来说，五官之舌主管品"味"，分为酸、甜、苦、咸、鲜；五官之耳包括外耳、中耳和内耳三部分。听觉感受器和位觉感受器位于内耳，因此耳又叫位听器。外耳包括耳廓和外耳道两部分。主管听觉；五官之眼是人类最重要的感觉器官之一。人眼视觉器官包括眼球、视路和附属器。人眼的外形接近球形，称为眼球；眼球壁是包围眼球的一层组织，由巩膜、脉络膜和网膜组成；眼球壁由外向内分为纤维膜、色素膜、视网膜。纤维膜由纤维组织构成，较硬，坚韧而有弹性，对眼球有保护作用，并能维持眼球的形状。纤维膜又可分为角膜、巩膜、角巩膜缘。五官之口指整个口腔，包括口唇、舌、齿、腭等，下连气管、食道。口是饮食物摄入的门户；口唇、舌与喉咙、会厌等协调动作而发出声音。口也有助肺行呼吸的作用。五官之鼻是嗅觉器官，也是呼吸孔道，属于高度分化的感受化学刺激的器官，在动物界对于接受外界化学信息、识别环境、辨认敌我、归巢、捕猎、避敌、寻偶和觅食等方面，均有重要作用。本章我们以五官为题，来说说人类的五官及其功能。

# 人体的监视官——眼睛

眼是人类最重要的感觉器官之一，也是最能让人感受到不适或病变的感觉器官。人眼视觉器官包括眼球、视路和附属器；人眼的外形接近球形，称为眼球；眼球壁是包围眼球的一层组织，由巩膜、脉络膜和网膜组成；眼球壁由外向内可分为三层：纤维膜、色素膜、视网膜。其中，纤维膜由纤维组织构成，较硬，坚韧而有弹性，对眼球有保护作用，并能维持眼球的形状，似鸡蛋壳一样；纤维膜又可分为角膜、巩膜、角巩膜缘；色素膜又叫葡萄膜，具有营养眼内组织及

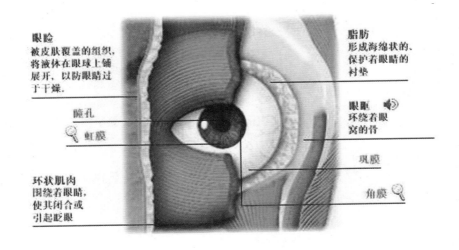

眼睛结构图

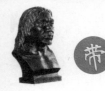
遮光的作用，自前向后又可分为虹膜、睫状体、脉络膜三部分。虹膜中间有瞳孔。

眼内的结构包括房水、晶状体和玻璃体。这三部分加上外层中的角膜，就构成了眼的屈光系统。房水为无色透明的液体，充满前房、后房，约有0.15～0.3毫升，具有营养和维持眼内压力的作用；晶状体位于虹膜后面，玻璃体前面，借助悬韧带与睫状体相联系，是一种富有弹性、透明的半固体，形状似双凸透镜，是眼球重要的屈光间质；玻璃体为无色透明胶状体，充满晶状体后

面的空腔里，具有屈光、固定视网膜的作用。总之，玻璃体和晶状体房水、角膜等一起构成了眼的屈光间质，并且对视网膜和眼球壁起支撑作用，使视网膜与脉络膜相贴。在外伤或手术中，一旦发生玻璃体丢失，就容易造成视网膜脱离。

眼底，是指眼睛的底部，也就是眼睛最里面的组织，包括视网膜、视神经乳头和视网膜中央血管。如果眼底有疾病的话，会表现为视力下降，视物变形、变色，视大变小。人的眼睛除了眼球壁和眼内构成物外，还有一些附属器，比

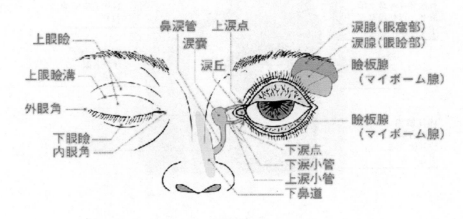

眼睛表面结构图

如有眼睑、结膜、泪器、眼外肌和眼眶。其中，眼睑分上睑和下睑，居眼眶前口，覆盖眼球前面。上睑以眉为界，下睑与颜面皮肤相连。上下睑间的裂隙称睑裂。两睑相联接处，分别称为内眦及外眦。内眦处有肉状隆起称为泪阜。上下睑缘的内侧各有一有孔的乳头状突起，称泪点，为泪小管的开口。眼睑主要功能是保护眼球，使角膜保持光泽，清洁结膜囊内灰尘及细菌。结膜是一层薄而透明的粘膜，覆盖在眼睑后面和眼球前面，分为睑结膜、球结膜和穹隆结膜三部分，由结膜形成的囊状间隙称为结膜囊。泪器包括分泌泪液的泪腺和排泄泪液的泪道。

另外，眼眶是由额骨、蝶骨、筛骨、腭骨、泪骨、上颌骨和颧骨7块颅骨构成，呈稍向内，向上倾斜，四边锥形的骨窝，其口向前，尖朝后，有上下内外四壁。成人眶深4~5厘米。眶内除眼球、眼外肌、血管、神经、泪腺和筋膜外，各组织之间充满脂肪，起软垫作用。总之，眼睛是人类感官中最重要的器官，大脑中大约有80%的知识和记忆都是通过眼睛获取的。诸如，读书、看图、看人、欣赏美景都要用到眼睛。眼睛能辨别不同的颜色、不同的光线，再将这些视觉、形象转变成神经信号，传送给大脑，从而起到传递信息的作用。对于如此重要的人体器官，我们需要倍加爱护，科学用眼。

人类百花苑

## 眼睛的饮食保健

眼睛需要脂肪酸、维生素A、K、E及B族维生素等营养物质，多吃

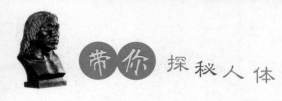

牛奶、蛋、肝、花菜、卷心菜、茄子、扁豆、胡萝卜、黄瓜、番茄、香蕉、苹果、油菜、青菜、芥菜、卷心菜、萝卜等食物，可以保护眼睛。另外还可以采用下面的饮食方法：

### （1）黑豆核桃冲牛奶

黑豆粉1匙，核桃仁泥1匙，牛奶1包，蜂蜜1匙。将黑豆500克，炒熟后待冷，磨成粉。核桃仁500克，炒微焦去衣，待冷后捣如泥。取以上两种食品各1匙，冲入煮沸过的牛奶1杯后加入蜂蜜1匙，能改善眼疲劳。

### （2）枸杞桑葚粥

枸杞子5克，桑葚子5克，山药5克，红枣5个，粳米100克。将上述原料熬成粥食用。每日早晚两餐，长时间服用，能消除眼疲劳、增强体质。

### （3）菊花茶

菊花对治疗眼睛疲劳、视力模糊有很好的疗效。除了涂抹眼睛消除浮肿外，还能使眼睛疲劳的症状消退。每天喝三到四杯的菊花茶，能恢复视力。

# 人类的视力之谜

视力是指中心视力而言，是指分辨细小的或遥远的物体及细微部分的能力。在一定条件下，眼睛能分辨的物体越小，视觉的敏锐度越大。视力的基本特征在于辨别两点之间距离的大小。人眼睛的最大

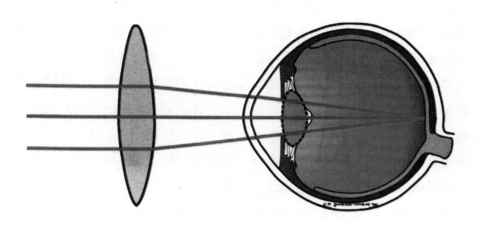

近视矫正

特征是辨认细节的能力，常以视角分辨率来表示。表达视力的标准是人眼能辨认的最小字符对人眼的张角，通常所说的视力是指视觉器官的最小可分视力而不是最小可见视力。总之，所谓视力，就是指人眼的视觉功能。

　　人类的视力结构中，眼能识别远方物体或目标的能力，称为远视力；能识别近处细小对象或目标的能力，称为近视力。在健康检查时，主要是检查远视力。通常所说的视力是指远视力并且是中心视力，它反映的是视网膜最敏感的部位——黄斑区的功能，远视力检查通常用视力表来进行。另外，视力分中心视力和周边视力。中心视力是反映视网膜黄斑部中心凹部功能，是人眼识别外界物体形态、大小的能力；周边视力也叫周边视野。视力又分为静视力、动视力和夜间视力。静视力是指人和观察对象都处于静止状态下检测的视力。而诸如在开车时，驾驶员边运动边看运动的物体，这时的视力称为动态视力。

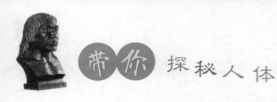
另外，视力还有三种病理性分类：一是近视。即看近物清楚，看远物模糊，也就是说，远处物体经眼球折光后聚焦于视网膜前，而不是在视网膜上形成清晰的物像。如今，近视是我国儿童最常见的眼疾。近视正威胁着许多儿童的视力及眼睛健康。二是远视，即远处物体经眼球折光后聚焦于视网膜后，而在视网膜上形成模糊的虚像。因此，远视眼患者看远看近均不清楚。三是弱视。这是一种严重影响视觉功能的疾病，是指眼球无明显器质性病变而远近视力均低于0.8，且不能矫正的眼睛疾病。

下面我们来说一说高度近视、白内障、青光眼的原因及诊断方法。其一，高度近视的成因比较复杂，主要有遗传因素、环境因素和营养体质因素。高度近视多数是常染色体隐性遗传。微量元素镉、锶和锌等的缺乏和体质的薄弱，可影响到近视的发生。近视的鉴别方法有：远视力逐渐下降，视远物模糊不清；眼胀、眼痛、头痛、视物有双影虚边；视乳头较大、色淡，其边缘有新月形或半月形弧形斑。高度近视患者，常出现玻璃体液化、混浊，眼底呈豹纹状，严重者可视网膜相继萎缩变性，从而发生裂孔，导致视网膜脱离；眼球向外突出。

其二，人眼的晶状体发生了混浊，称为白内障。白内障的鉴别方法有：视物逐渐模糊，有时会觉得光线周围出现光圈以及物体的颜色不够明亮；部分老年人突然不需要戴老花镜了，

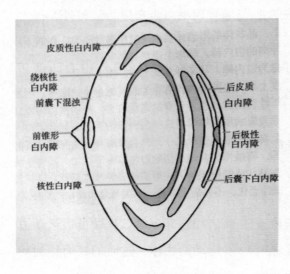

皮质性白内障
绕核性白内障
前囊下混浊
前锥形白内障
后皮质白内障
后极性白内障
核性白内障
后囊下白内障

白内障病理图解

事实上，这是白内障的早期症状。其三，青光眼又称为"绿内障"，是指眼内压升高，引起视神经损伤萎缩，进而造成各种视觉的障碍和视野的缺损，是最常见的致盲性疾病之一。青光眼的鉴别方法有：急性闭角型青光眼表现为患眼侧头部剧痛，眼球充血，视力骤降。眼压迅速升高，眼球坚硬，引起恶心、呕吐、出汗。患者可看到白炽灯周围出现彩色晕轮或像雨后彩虹即虹视现象。亚急性闭角型青光眼视力下降，眼球充血较轻，常在傍晚发病，经睡眠后缓解。慢性闭角型青光眼发作时轻度眼胀、头痛、阅读困难、常有虹视现象，到亮处或睡眠后症状可缓解。

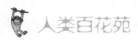

## 保护视力的4种方法

### （1）转眼法

具体做法是：选一安静场所，或坐或站，全身放松，清除杂念，二目睁开，头颈不动，独转眼球。先将眼睛凝视正下方，缓慢转至左方，再转至凝视正上方，至右方，最后回到 凝视正下方，这样先顺时针转9圈。再让眼睛由凝视下方，转至右方，至上方，至左方，再回到下方，这样再逆时针方向转6圈。总共做4次。

### （2）眼呼吸凝神法

具体做法是：选空气清新处，或坐或立，全身放松，二目平视前方，徐徐将气吸足，眼睛随之睁大，稍停片刻，然后将气徐徐呼出，眼

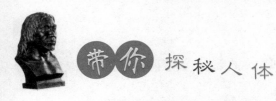

睛也随之慢慢微闭，连续做9次。

### （3）熨眼法

具体做法是：坐着，全身放松，闭上双眼，然后快速相互摩擦两掌，使之生热，趁热用双手捂住双眼，热散后两手猛然拿开，两眼也同时用劲一睁，如此3~5次。

### （4）洗眼法

具体做法是：先将脸盆消毒后，倒入温水，调节好水温，把脸放入水里，在水中睁开眼睛，使眼球上下左右各移动9次，然后再顺时针、逆时针旋转9次。刚开始，水进入眼里，眼睛难受无比，但随着眼球的转动，眼睛会慢慢觉得非常舒服。能洗去眼中的有害物质和灰尘，还对轻度白内障有效。

# 人类色盲之谜

色盲，又称道尔顿症，是一种先天性色觉障碍疾病，是指缺乏或完全没有辨别色彩的能力。通常说的色盲多是指红绿色盲。色盲又分先天性色盲和后天性色盲，先天性色盲为性连锁遗传，男多于女，即双眼视功能正常而辨色力异常。后天性色盲多继发于一些眼底疾病，如某些视神经、视网膜疾病，故又称获得性色盲。最常见的是红绿色盲。根据三原色学说，可见光谱内任何颜色都可由红、绿、蓝三色组成。如能辨认三原色都为正常人，三种原色均不能辨认都称全色盲。

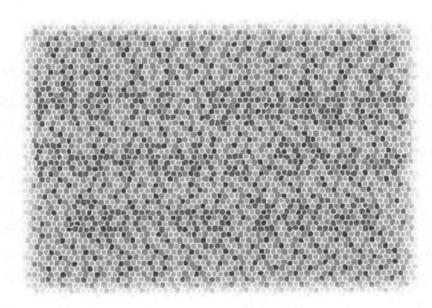

色盲分辨图

辨认任何一种颜色的能力降低者称色弱，主要有红色弱、绿色弱、蓝黄色弱。如有一种原色不能辨认都称二色视，主要为红色盲、绿色盲。色盲有红色盲、绿色盲、红绿色盲几种。前两种称单色盲，只是分别对红色、绿色分辨不清，而红绿色盲则是全色盲。

先天性色觉障碍通常称为色盲，不能分辨自然光谱中的各种颜色或某种颜色。在人的视网膜上有一种感光细胞——锥细胞，有红、绿、蓝3种感光色素。每一种感光色素主要对一种原色光产生兴奋，而对其余两种原色光产生程度不等的反应。如果某一种色素缺乏，则会产生对此种颜色的感觉障碍，表现为色盲或色弱（即辨色力弱）。色盲分为不同类型，其中仅对一种原色缺乏辨别力者，称为单色盲，如红色盲，又称第一色盲；绿色盲，称为第二色盲；蓝色盲，即第三色盲。如果对两种颜色缺乏辨别力，称为全色盲。色盲多为先天性遗传，一般是女性传递，男性表现。色觉检查的方法一般有色盲检查镜、色盲检查灯、色盲检查表和彩色绒线束等。在招工、招生体检中常用假同色表和彩色绒线束进行色觉检查。

色盲又分为全色盲和部分色盲。对颜色的辨别能力差的则称色弱。色弱包括全色弱和部分色弱。下面我们就来介绍有关的几种常见的色盲、色弱。（1）全色盲。属于完全性视锥细胞功能障碍，与夜盲恰好相反，患者尤喜暗、畏光，表现为昼盲。（2）红色盲。又称第一色盲，主要是不能分辨红色，对红色与深绿色、蓝色与紫红色以及紫色不能分辨。常把绿色视为黄色，紫色看成蓝色，将绿色和蓝色混为白色。（3）绿色盲。又称第二色盲，不能分辨淡绿色与深红色、紫色与青蓝色、紫红色与灰色，常把绿色视为灰色或暗黑色。（4）蓝黄色盲。又称第三色盲，即蓝黄色混淆不清，对红、绿色可辨。（5）全色反。又称三原色盲，是所有色盲病中严重的一种视觉障碍。患者将红色视为绿色，黑色视为白色，所有看到的颜色与现实完全相反。（6）全色弱。又称红绿蓝黄色弱。在物体颜色深且鲜明时，能够分辨；若颜色浅而不饱和，则分辨困难。（7）部分色弱。有红色弱、绿色弱和蓝黄色弱，其中红绿色弱较多见，患者对红、绿色感受力差。物质色深、鲜明且照明度佳时，其辨色能力接近正常。

人类百花苑

## 色盲的限制专业

色觉是视器的重要功能之一，色觉功能的好坏，对要求辨色力的工作具有一定的影响。而对国防军事、尤其是特种兵具有重要意义。色盲

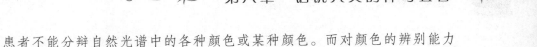

患者不能分辩自然光谱中的各种颜色或某种颜色。而对颜色的辨别能力差的则称色弱。色盲分为全色盲和部分色盲。据统计，男性色盲发病率为5％，女性为1％。凡从事交通运输、美术、化学、医药等工作人员必须有正常的色觉，因此，色觉检查就成为服兵役、就业、入学前体检时的常规项目。色盲中以红绿色盲较为多见，蓝色盲及全色盲较少见。一般认为，红绿色盲决定于X染色体上的两对基因，即红色盲基因和绿色盲基因。

（1）色觉异常II度，俗称色盲，不适合的专业，除同轻度色觉异常外，还包括美术学、绘画、艺术设计、摄影、动画、博物馆学、应用物理学、天文学、地理科学、应用气象学、材料物理、矿物加工工程、资源勘探工程、冶金工程、无机非金属材料工程、交通运输、油气储运工程等专业。

（2）轻度色觉异常，俗称色弱，不适合的专业包括：以颜色波长作为严格技术标准的化学类、化工与制药类、药学类、生物科学类、公安技术类、地质学类各专业，医学类各专业；生物工程、生物医学工程、动物医学、动物科学、野生动物与自然保护区管理、心理学、应用心理学、生态学、侦察学、特种能源工程与烟火技术、考古学、海洋科学、海洋技术、轮机工程、食品科学与工程、轻化工程、林产化工、农学、园艺、植物保护、茶学、林学、园林、蚕学、农业资源与环境、水产养殖学、海洋渔业科学与技术、材料化学、环境工程、高分子材料与工程、过程装备与控制工程、学前教育、特殊教育、体育教育、运动训练、运动人体科学、民族传统体育各专业。

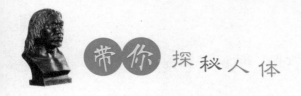

# 眼睛的护卫——眉、睫毛

眉毛是人体毛发之一，位于眼睛上方额下方，多为黑色。眉毛对眼睛有保护作用。眉毛的结构和头发等人体毛发相似。自然眉毛的形状疏密因人而异，主要由遗传决定，我国古籍《灵枢》记载："血气盛则美眉，眉有毫毛。"眉毛的生长和替换有一定的规律，呈周期性，生长周期分为生长（即活跃期）—休止期—脱落期。一般来说，眉毛的生长期约为2个月，休止期可长达3～9个月，之后便自然脱落。而且毛发生长的速度受性别、年龄、部位、季节等因素的影响。

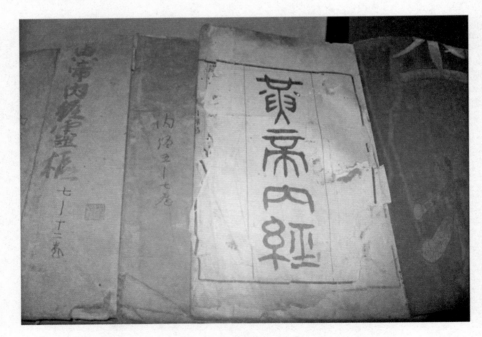

《黄帝内经》光绪刻本

毛发生长以15—30岁时最旺盛，夏季比冬季长得略快。眉毛每天生长约0.2毫米。

医学古籍《黄帝内经》中说："美眉者，足太阳之脉血气多，恶眉者，血气少也。"因此，眉毛长粗、浓密、润泽，反映血气旺盛；眉毛稀短、细淡、脱落，则血气不足。也就是说，眉毛浓密，说明其肾气充沛，身强力壮；而眉毛稀淡恶少，则说明其肾气虚亏，体弱多病。同时，肾气足，则性欲自然就强。另外，眉毛的变化还与许多疾病有关，比如：眉毛经常脱落，特别是眉毛外侧脱落，是患有甲状腺功能减退和脑下垂体功能减退症；麻风病患者早期可出现眉毛外部1/3的皮肤肥厚和眉毛脱落；有白癜风的人，眉毛的根毛首先变白；斑秃患者，眉毛会在一夜之间突然脱落；眉毛不时紧蹙，是疼痛的表现；眉根皮肤若出现一些小粒，可能是糖尿病或心绞痛发作的表现；营养缺乏症患者，会出现倒眉与脱眉。

眉毛长的好与坏与毛囊、毛乳头密不可分，每个正常毛囊的基底部分或乳头部分均有各自数量不等的血管伸入毛球，这些血管和毛囊下部周围的血管分支相互交通，构成向乳头部的毛细血管网，而毛囊两侧乳头下的毛细血管网，以及毛囊结缔组织层的毛细血管网，又形成丰富的血管丛，血液通过这些血管网和血管丛，提供毛发生长所需要的物质营养。毛发生长还靠神经及内分泌控制和调节。内分泌对毛发的影响明显，男性激素对毛囊鞘有一定的促进作用。内分泌包括垂体、性腺、甲状腺、肾上腺等。

睫毛生长于睑缘前唇，排列成2～3行，短而弯曲。睫毛在毛发中的寿命最短，平均寿命为3～5个月，不断更新。儿童的睫毛最长，也最弯曲。睫毛有保护作用。上下睑缘睫毛似排排卫士，排列在睑裂边缘。睫毛是眼睛的第二道防线。任何东西接近眼睛，首先要碰到睫毛，从而立即引起闭眼反射，保护

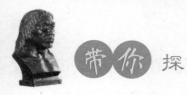

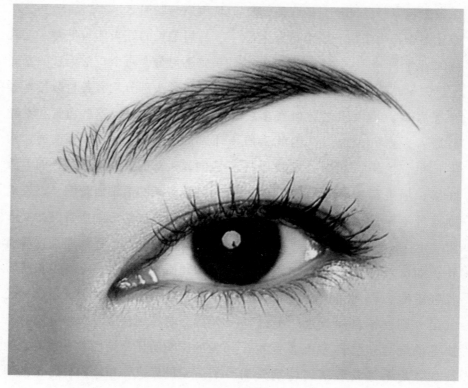

眉毛与睫毛

眼球不受外来的侵犯。睫毛有遮光，防止灰尘、异物、汗水进入眼内，防止紫外线对眼睛的损害等作用。睫毛和眼睑一起对角膜、眼球进行保护。

睫毛有上下之分。上睑睫毛多而长，通常有100～150根，长度平均为8～12毫米，稍向前上方弯曲生长。下睑睫毛短而少，约50～75根，长度约为6～8毫米，稍向前下方曲。当闭眼时，上下睫毛并不交织。上下睑中央部的睫毛较长、多，内眦部最短。由于睫毛毛囊神经丰富，因此睫毛很敏感，触动睫毛可引起瞬目反应。睫毛的颜色一般较头发深，也不因年老而变白，但可由 于某种疾病，如白化病。

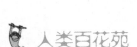

## 眼睛的保护方法

（1）光线须充足。光线要充足舒适，光线太弱而因字体看不清就会越看越近。

（2）反光要避免。书桌边应有灯光装置，减少反光以降低对眼睛的伤害。

（3）阅读时间勿太长。无论做功课或看电视，以每三十分钟休息片刻为佳。

（4）坐姿要端正。不可弯腰驼背，越靠近或趴着做功课易造成睫状肌紧张过度，进而造成近视。

（5）看书距离适中。书与眼睛之间的距离应以30公分为准。

（6）看电视勿太近。看电视时应保持与电视画面对角线六~八倍距离，每45分钟须休息片刻。

（7）睡眠不可太少。睡眠不足身体容易疲劳，易造成假性近视。

（8）多做户外运动。经常眺望远外，放松眼肌，多接触青山绿野。

（9）营养摄取应均衡。不可偏食，应特别注意摄取维生素B类。

（10）定期检查视力。凡视力不正常应至合格眼镜公司做进一步检查。

（11）做好眼保健操。第一节，按揉耳垂眼穴，脚趾抓地；第二节，按揉太阳穴，刮上眼眶；第三节，按揉四白穴；第四节，按揉风池穴；第五节，按头部督脉穴。不过，视网膜脱落或者其他眼部病症不能挤压眼部等情况，不能做眼保健操。

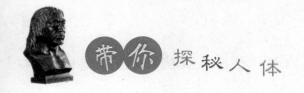
# 人体的审辨官——鼻

鼻是呼吸道的起始部，是嗅觉器官，分为外鼻、鼻腔和鼻旁窦三部分。其中，外鼻位于面部中央。上端狭窄，突于两眶之间，称为鼻根，向下延伸为鼻背，末端为鼻尖，尖的两侧扩大为鼻翼。鼻翼在平静呼吸的情况下，无显著活动，呼吸困难的病人，鼻翼可出现明显的扇动。外鼻的下方有两上鼻孔，两孔间隔以鼻中隔。鼻腔是由骨和软骨围成不规则的空腔，内面覆以粘膜和皮肤。鼻腔被鼻中膈分成左、右两腔，向前以鼻孔通外界，向后以鼻后孔通于咽腔。每侧鼻腔均分为前、后两部，前为鼻前庭，后为固有鼻腔。鼻旁窦又称副鼻窦，由骨性鼻旁窦衬以粘膜而成，共有4对，都开口于鼻腔。其中上颌窦、额窦和筛窦的前、中小房开口于中鼻道；筛窦后小房开口于上鼻

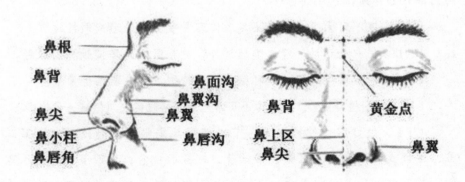

鼻部结构图

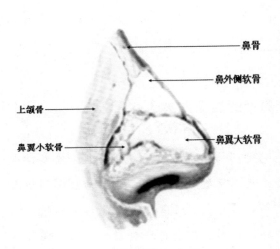

鼻骨结构图

鼻骨

鼻外侧软骨

上颌骨

鼻翼小软骨

鼻翼大软骨

鼻腔。鼻前庭为鼻翼所围成的空腔，内面衬以皮肤，长着粗硬的鼻毛，有过滤灰尘的作用。该处易发生疖肿。固有鼻腔为鼻腔的主要部分，由骨性鼻腔被覆以粘膜构成。在其外侧壁上可见上鼻甲、中鼻甲、下鼻甲，以及各鼻甲下方分别形成的上鼻道、中鼻道和下鼻道。鼻腔的内侧壁为鼻中隔，由骨性鼻中隔和鼻中隔软骨覆以粘膜而构成。固有鼻腔的粘膜分为嗅部和呼吸部。嗅部位于上鼻甲和与上鼻甲相对的鼻中隔部分。粘膜内含嗅细胞，能感受嗅觉刺激；呼吸部为嗅部以外的部分，含有丰富的血管、粘液腺及纤毛，可调节吸入空气的温度和湿度，以及净化其中的细菌和灰尘。

道；蝶窦开口于上鼻甲的后上方。由于鼻旁窦粘膜与鼻腔粘膜相连续，故鼻腔发炎时，可蔓延至鼻旁窦引发鼻旁窦炎。上颌窦的开口高于窦底，所以上颌窦炎症化脓时，常引流不畅致窦内积脓。鼻旁窦可调节吸入空气的温、湿度，对发音起共鸣作用。

另外，鼻腔分为鼻前庭、固有

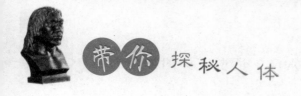

## 人类百花苑

### 五种鼻炎的治疗方法

（1）慢性单纯性鼻炎。主要表现是粘液性鼻涕、间歇性或交替性鼻塞。选用温肺止流丹、补中益气汤等药物进行治疗。西医治疗强调使用滴鼻剂。同时可选用滴鼻、吹鼻、理疗、针灸等方法。患者应积极锻炼身体，坚持用冷水洗脸，预防感冒；避免在有毒或刺激性气体、粉尘多的环境久留；不可大力擤鼻涕，不可长时间使用麻黄素、鼻眼净，以免引起药物依赖性鼻炎。

（2）药物性鼻炎。是由于滥用滴鼻剂所致。患鼻炎后尽量少滴或不滴鼻腔减充血剂。剂量应控制在每天2至3次以内，而且连续使用不得超过10天。治疗药物性鼻炎可用生理盐水或曲安缩松液滴鼻。

（3）慢性鼻窦炎。是鼻窦内的慢性炎症性病变，以鼻多浊涕、鼻塞、嗅觉不灵、头痛为主症。坚持体育锻炼，注意牙齿保健。注意擤鼻方法，以免鼻涕进入中耳腔，引发中耳炎。采用滴鼻、吹鼻、热敷、激光理疗等方法治疗。另外可以服用：冬瓜仁60克、芦根30克、水煎，早晚服；青茶叶2克，开水冲泡，加入蜂蜜1汤匙，频饮；夏枯草15克，菊花10克，开水泡，当茶饮。

（4）变态反应性鼻炎。也称过敏性鼻炎，以鼻痒、多喷嚏、流清涕、鼻塞为主症。应尽量避免接触花和花粉，减少户外活动；不养猫、狗、花、鸟；不用毛料的地毯和羽绒褥垫；保持室外内通风，减少接触灰尘。可以服用：红枣补肺膏，即取红枣500克，杏仁250克，蜂蜜250毫升，生姜汁60毫升。共熬成膏，经常服用。

（5）干燥性鼻炎。以鼻内干燥感为主要临床表现，鼻内干燥不适，或有刺痒、异物感，常引起喷嚏，易出血。应经常揉鼻、挖鼻；避免长期吸入干燥、多灰尘及刺激性气体；平衡饮食，戒除烟酒，少吃辛辣、煎炸等刺激性食物。另外可以服用：石斛粥，即取鲜石斛20克，粳米30克，冰糖适量。先将鲜石斛加水煎煮，去渣取汁。用药汁熬粳米成粥，加入冰糖，早晚服食。或服用芝麻粥，即取芝麻50克，粳米200克，蜂蜜50克。先将芝麻炒熟，研成细末。用慢火熬粳米，待米"开花"后，加入芝麻末和蜂蜜，熬至粥成。早晚食用。

## 脸型与眉型搭配法

（1）由字脸型。给人感觉富态，适宜柔和一点的眉毛，眉型尽量放平缓一些。

（2）申字脸型。给人感觉机敏，适宜眉毛应平、长、细一些。

（3）甲字脸型。适宜上扬一点的眉毛，眉峰在眉毛的2／3处以外一些。

（4）国字脸型。给人感觉一板一眼，适宜粗一点的一字眉毛。

（5）方脸型。给人感觉正直，与圆形脸型基本相同。

（6）圆形脸型。给人感觉圆润、亲切、可爱，适合上扬眉，眉头眉尾不在一条水平线上，眉尾高于眉头。

（7）标准脸型。即鹅蛋型，搭配标准眉型，眉头与内眼角垂直，眉头眉尾在一条水平线上，眉峰在眉毛的2／3处。

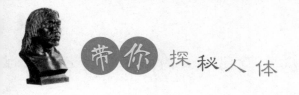

# 人体的采听官——耳

耳是人体的听觉器官，包括外耳、中耳和内耳。由于听觉感受器和位觉感受器位于内耳，因此耳又叫位听器。外耳包括耳廓和外耳道两部分。耳廓的前外面上有一个大孔，叫外耳门，与外耳道相接。耳廓呈漏斗状，有收集外来声波的作用。耳廓的大部分由位于皮下的弹性软骨作支架，下方的小部分在皮下只含有结缔组织和脂肪，这部分叫耳垂。耳廓是耳穴治疗和耳针麻醉的部位，耳垂常作临床采血的部位。而外耳道是一条自外耳门至鼓膜的弯曲管道，长约2.5～3.5厘

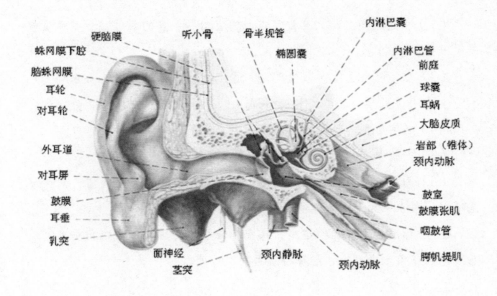

耳剖面图

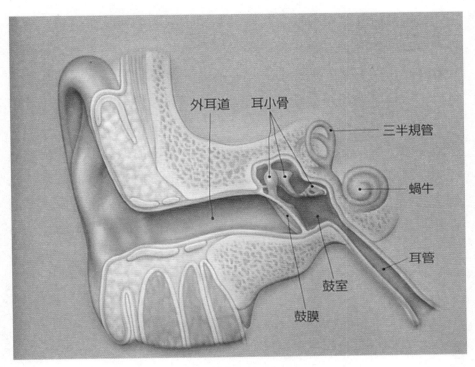

外耳道　耳小骨

三半规管

蜗牛

耳管

鼓室

鼓膜

耳膜结构图

米。外耳道上有耳毛、皮脂腺和耵聍腺。

　　耳的鼓膜为半透明的薄膜，呈浅漏斗状，凹面向外，边缘固定在骨上。外耳道与中耳以它为界。经过外耳道传来的声波，能引起鼓膜的振动。鼓室位于鼓膜和内耳之间，是一个含有气体的小腔。鼓室是中耳的主要组成部分，里面有三块听小骨：锤骨、砧骨和镫骨。三

块听小骨之间由韧带和关节衔接，组成听骨链。鼓室的顶部有一层薄的骨板把鼓室和颅腔隔开。某些中耳炎能破坏这层薄骨板，侵入脑内，引起脑脓肿、脑膜炎。所以患中耳炎要及时治疗，不能大意。鼓室内气压高，鼓膜将向外凸；鼓室内气压低，鼓膜将向内凹陷，这两种情况都会影响鼓膜的正常振动，影响声波的传导。

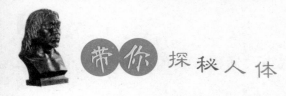
人体的内耳包括前庭、半规管、耳蜗、内耳道、颅中窝、颞骨岩部，由结构复杂的弯曲管道组成，所以又叫迷路。迷路里充满了淋巴，前庭和半规管是位觉感受器的所在处，与身体的平衡有关。耳蜗是听觉感受器的所在处，与听觉有关。蜗管是一个盲管，基底膜上有听觉感受器，称为柯蒂器官，又称螺旋器。柯蒂器官上覆以盖膜，对机械刺激敏感。人类的听觉很灵敏，当外界声音由耳廓收集以后，从外耳道传到鼓膜，引起鼓膜的振动。鼓膜的振动再引起三块听小骨的同样频率的振动，起到扩音的作用。听骨链的振动引起耳蜗内淋巴的振动，刺激内耳的听觉感受器，听觉感受器兴奋后所产生的神经冲动沿位听神经中的耳蜗神经传到大脑皮层的听觉中枢，于是就产生听觉。

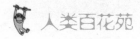
人类百花苑

## 揉耳朵助健康

（1）以拇指、食指揉捏耳屏，使它有胀痛感，可防头痛、头晕、失眠等脑血管、脑神经病症。（2）以食指指腹按摩耳前根部，可防治感冒、鼻炎、咽炎、心慌、头痛、头昏。（3）以食指指腹摩擦耳背沟使之生热，可降血压、清脑、明目。（4）以中指插入耳孔，指腹向前按压摩擦生热，可防治咽炎、鼻炎、感冒。（5）以掌心前后摩擦耳廓正反面10余次，这样可以对全身起到保健作用，能疏通经络、振奋脏腑。然后用拇、食指上下摩擦耳廓10余次，可缓解上班族常见的颈、肩、腰、腿痛，以及头痛、头晕。（6）用拇指、食指先向上提拉耳顶端10余次，对情绪急躁或身有病痛的人有镇静、止痛、退热、清脑的功效。（7）用拇指、食指夹捏耳垂部向下再向外揪拉，并摩擦耳垂10余次，可防治头晕、眼花、近视、耳鸣、痤疮、黄褐斑。（8）用食指指腹自耳部三角窝开始摩擦耳甲艇、耳甲腔各10余次，使之发热，对内脏有保健作用。

# 人体的品味官——舌

舌，又名灵根、心窍，是口腔中的器官，位于口腔底，以骨胳肌为基础，表面覆以粘膜。"舌"是人体的品味官，主管味觉，具有搅拌食物、协助吞咽、感受味觉、辅助发音等功能。舌之尖部为舌尖，中部称舌中，根部称舌本，两侧称舌旁。舌的上面有一向前开放的"V"型沟叫界沟，将舌分为前2/3的舌体和后1/3的舌根。舌的下面正中有一粘膜皱襞，称为舌系带。在舌系带根部的两侧有一对小的隆起，称为舌下阜，阜顶上有下颌下腺管和舌下腺管的共

同开口。由舌下阜向后外侧延伸的粘膜隆起，称为舌下襞，下面藏有舌下腺。

舌粘膜为淡红色，粘膜表面

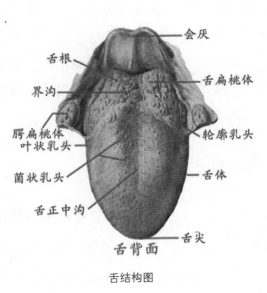

舌结构图

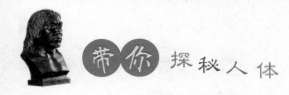
有许多小的突起，称舌乳头，分为丝状乳头、菌状乳头、轮廓乳头。其中，丝状乳头数量最多，呈白色丝绒状。菌状乳头为红色钝圆形的小突起，内含味蕾，主管味觉。轮廓乳头最大，排列在界沟的前方，乳头中央隆起，内有味蕾。舌的味觉感受器是味蕾。每个味蕾由若干个味细胞组成，味细胞通过顶端的纤毛伸出味蕾小孔，感觉出溶解在水中的化学物质是什么味道。固体或气体物质，也要先溶解在唾液中，味蕾才能尝出味道。味觉还同嗅觉、皮肤觉相联系。如辣觉是热觉、痛觉和基本味觉的混合。

舌的基本味觉只有酸、甜、苦、咸四种。四种基本味觉由四种不同的味细胞感受，它们在舌面上的分布是不均匀的。感受甜味的味觉细胞集中在舌尖；舌的两侧中部对酸味最敏感；舌的两侧前部对咸位最敏感；对苦味最敏感的是舌根。

医学古籍《灵枢·脉度》认为："心气通于舌，心和则舌能知五味也""舌者，音声之机也。"认为舌与人的味觉、说话，关系密切。另外在中医学上，舌的色、质、形态及舌苔的色泽厚薄，是中医诊断疾病的重要依据。中医的"舌诊"，就是通过观察舌体各部分的变化，从而达到诊断相应内脏的病变情况。因此，经常运动舌头，可加强内脏各部位的功能，有助于食物的消化吸收，强身健体，延缓衰老。

## 人类百花苑

### 舌头的保健体操

"舌头操"是一套很好的自我保健操，有助于老人缓解高血压、脑梗塞、哮喘、老花眼、耳鸣、预防老年痴呆等疾病。每日早、中、晚各做一次，不但可以减少口腔疾病的发生，还能延缓味蕾的衰老，同时还能起到锻炼面部肌肉，使人容光焕发。具体做法如下：

（1）每天早晨洗脸后对着镜子，舌头伸出与缩进，各做10次，然后舌头在嘴巴外面向左右各摆动5次。

（2）坐在椅子上，双手十指张开，放在膝盖上，上半身稍微前倾。先由鼻孔吸气，接着嘴巴大大地张开，舌头伸出并且呼气，同时睁大双眼，平视前方，反复操练3～5次。

（3）嘴巴张开，舌头伸出并缩进，同时用右手食指、中指与无名指的指尖在左下边至咽喉处，上下搓擦30次。接着在舌头伸出与缩进时，用左手三指的指尖，在右下边至咽喉处，上下搓擦30次。

（4）对着镜子，嘴巴张开，舌头缓慢地伸出，停留2至3秒钟，反复操练5次。然后头部上仰，下巴伸展，嘴巴大大地张开，伸出舌头，停留2～3秒钟，反复操练5次。

# 人体的出纳官——口

"口"是指整个口腔，包括口唇、舌、齿、腭等，下连气管、食道。"口"是人体的出纳官，是饮食物摄入的门户；口唇、舌与喉咙、会厌等协调动作而发出声音。口也是气体出入的门户之一，亦有助肺行呼吸的作用。中医认为，

"口"为脾之外窍，脾胃功能调和，则口食知味，唾液分泌正常。《灵枢·脉度》："脾气通于口，脾和则口能知五谷矣。"另外，口腔是经脉循行的要冲，诸如手阳明大肠经、足阳明胃经、足太阴脾经、手少阴心经、足少阴肾经、手

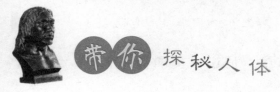

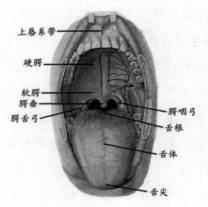

口腔结构图

上唇系带
硬腭
软腭
腭垂
腭舌弓
腭咽弓
舌根
舌体
舌尖

少阳三焦经、足少阳胆经、足厥阴肝经，以及督脉、任脉、冲脉均循行于此。所以，《素问·五脏生成篇》中说："脾之合肉也，其荣唇也。"临床上常观察口唇之变化，以诊察脾之病变。

保护口腔健康，就需要做好口腔卫生。良好的口腔卫生，即是让口腔看起来和闻起来都健康，即：牙齿洁净，无食物碎屑；牙龈呈粉红色，当你刷牙或剔牙时，牙龈不会疼痛或流血；不会一直有口臭。做好口腔卫生需要做到：一是保持良好的口腔卫生，是保护牙齿和牙龈最重要的方面之一。良好的口腔

卫生对你的全身健康至关重要。二是日常预防性护理，包括用正确的方法刷牙和剔牙。一天两次彻底刷牙，每日剔牙。三是保持饮食均衡，限制正餐之间的零食。四是使用含有氟化物等护牙产品，用含氟漱口水漱口。

另外，维持口腔部位的生理功能也是有效的方法，比如做做口部操。口部操包括唇部操和舌部操。具体来说，唇部操的做法是：第一节是喷。即双唇后打响，双唇紧闭，堵住气流，唇齿相依，不裹唇，突然放开，发出"PO PO PO"音，注意把力量集中在唇的中央三分之一。第二节是裂。要先把双唇撅起来，然后向嘴角用力，向两边伸展。第三节是撇。先把双唇撅起来，然后向左歪再向右歪，交替进行。第四节是绕。双唇紧闭，撅起，然后左转360度，再向右转360度，交替进行。

舌部操的做法是：第一节伸舌。把口开大，提颧，要感觉鼻孔略微张开一些，然后努力地把舌头

往外伸，舌尖越尖越好，伸完了以后，再往回缩，缩到最大的程度，反复做。第二节刮舌。舌尖抵下齿背，舌体贴住齿背，随着张嘴，用上门齿齿沿刮舌叶、舌面，使舌面能逐渐上挺隆起，然后将舌面后移向上贴住硬腭前部，感觉舌面向头顶上部"百会"穴的位置立起来。第三节捣舌。就是把一个像枣核一样的物体，竖放在舌面上，如一个橄榄核、枣核或糖，两头正对着前舌，这是竖放，用舌面挺起的动作使它翻转起来，这样反复进行。第四节弹舌。先把力量集中在舌尖，抵住上齿龈，堵住气流，堵住呼出的气流，突然打开爆发出"te"音，爆发出这个音越有力越好，反复进行。第五节顶舌、闭唇。用舌尖顶住左内颊、用力顶，似逗小孩儿嘴里有糖状，然后用舌尖顶住右内岬颊做同样练习，反复进行。第六节转舌、闭唇。把舌尖伸到口腔前庭，也就是把舌尖伸到齿唇的中间，先向顺时针方向环绕360度，然后再按逆时针方向环绕360度。第七节立舌。将舌尖向后贴住左侧槽牙齿背，然后将舌沿齿背推至门齿中缝。使舌尖向右侧力翻。然后做相反方向的练习。

# 人体的切割刀——牙齿

牙齿，又称"牙"，有一定形态的高度钙化的组织，有咀嚼、帮助发音、保持面部外形等功能。人类以及其他高等脊椎动物的牙齿源于远古鱼类祖先的楯鳞。楯鳞和牙齿是同源器官，有相同的结构，同样有釉质和齿质，里面还有髓腔。哺乳动物与爬行类祖先的重要分水岭是牙齿的分化，以及二出齿的出现，所谓二出齿就是动物的一生只

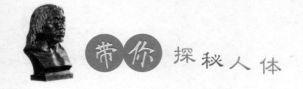

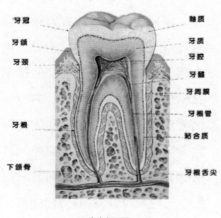

牙齿剖面图

有两套牙齿，即乳牙和恒牙。哺乳类的牙齿分化为切齿、犬齿、前臼齿、臼齿。齿式是哺乳动物的分类的重要依据。

人类共有32颗牙齿。但人类的牙齿与其他灵长类牙齿也有所不同，最显著的就是人类的犬齿没有其他灵长类的犬齿长而尖锐。在古人类研究中，常用此把原始的人科动物和古猿区分开来。不过，人类的犬齿仍然是相比人的其他牙齿是最强壮的。犬齿的齿根比其他所有的牙齿的都要长，都要粗壮，其齿根深深嵌入到颌骨之中。另外，由于人类的上下颌缩小，使许多人的

智齿即最后一幅后臼齿不萌出，即许多人一生只有28颗牙齿。

牙齿是人体中最坚硬的器官，分为牙冠、牙颈和牙根三部分；又分为牙釉质（珐琅质）、牙本质（象牙质）、牙髓（神经腺）、牙冠、牙颈、牙根。牙齿按形态可分为切牙、尖牙和磨牙。切牙的功能是切断食物，双尖牙用以捣碎食物，磨牙则能磨碎食物。人一生共有两副牙齿，即乳牙和恒牙。乳牙是人的第一副牙齿，共20颗。从出生后6个月左右开始萌出，3岁时基本长齐。恒牙是人的第二副牙齿，共32颗。从6岁左右乳牙就开始逐渐脱落，恒牙开始取代乳牙，一般在12岁左右全部萌出。第三磨牙萌出的时间较晚，在18～30岁萌出，有的终生不萌出。恒牙是人的最后一副牙齿，恒牙脱落，将不再有牙齿萌生。乳牙和恒牙外，还有少数人有阻生牙。阻生牙是牙齿畸形的一个原因。它可以让恒牙移位，还可以加在恒牙的中间或后面。在阻生牙没长出前，恒

牙过早掉落，那么阻生牙就替换了恒牙。

牙齿不仅能咀嚼食物、帮助发音，而且对面容的美有很大影响。由于牙齿和牙槽骨的支持，牙弓形态和咬合关系的正常，才会使人的面部和唇颊部显得丰满。而当人们讲话和微笑时，整齐而洁白的牙齿，更能显现人的健康和美丽。相反，如果牙弓发育不正常，牙齿排列紊乱，参差不齐，面容就会显得不协调。所以常把牙齿作为衡量健美的重要标志之一。要想有一副健美的牙齿，必须注意牙齿的保健，方法有：多吃含钙丰富的食物；多吃能促进咀嚼的蔬菜，如芹菜、卷心菜、菠菜、韭菜、海带；多吃些较硬的食物，如玉米、高粱、牛肉、狗肉、橡实、瓜子、核桃、榛子等。尤其是常吃蔬菜还能使牙齿中的钼元素含量增加，增强牙齿的硬度和坚固度，能防龋齿。蔬菜中的水分能稀释口腔中的糖质，纤维素能对牙齿起清扫和清洁作用。

牙齿的常见问题主要有：一是急性根尖周炎。牙齿多为死髓牙、变色，对温度刺激无感觉。表现为持续性钝痛，且有明显叩痛。治疗方法是：口服消炎镇痛药物或注射青霉素等抗生素。脓肿形成则需在牙腿粘膜上作切开引流。二是慢性根尖周炎。牙齿多为死髓牙，在相应的病牙的牙龈粘膜上有肉芽肿或瘘管排脓。治疗方法是：作根管治疗术、根尖切除术、病管通过术、调磨咬肠或拔除。三是牙垢。去处方法有：食醋法，即取食醋口含，在口腔鼓漱但不吐，口含二三分钟再吐出，再用牙刷刷洗，最后用温水漱口。或在刷牙时，在牙膏上滴两滴食醋刷牙；红糖刷牙法，即先取适量红糖放进口中，含15分钟左右，使全口牙齿均浸泡在糖液中，再用较硬实的牙刷反复刷二三分钟，然后用淡盐水刷牙一二分钟，早晚各1次，连续1周；白矾刷牙法，即将白矾50克研成粉末，每次用牙刷沾一些刷牙，每日2次；乌贼骨刷牙法，即取乌贼骨50克研成细末，掺入牙膏内刷牙，每日2次。

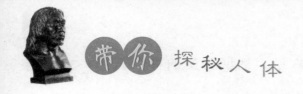

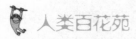

## 牙齿的美白与保健

　　美白牙齿的方法有医疗美白和化妆美白。医疗美白包括做烤瓷牙、贴片、化学漂白三种方法；化妆美白牙齿指用牙齿用化妆品涂刷牙齿，达到遮盖牙齿本色，让牙齿洁白的方法。

　　牙齿的保健方法主要有：（1）选择食物。多吃含钙丰富的食物。特别是在婴幼儿时期就应注意饮食的选择。家长应给孩子多吃能促进咀嚼的蔬菜，如芹菜、卷心菜、菠菜、韭菜、海带等，有利于促进下颌的发达和牙齿的整齐。常吃蔬菜还能使牙齿中的钼元素含量增加，增强牙齿的硬度和坚固度。多吃些较硬的食物有利于牙齿的健美，如玉米、高粱、牛肉、狗肉及一些坚果类，如橡实、瓜子、核桃、榛子等。（2）做好牙齿保健操。具体做法是：叩齿，即上下牙齿轻叩36下，用力要均匀适当。这种垂直的叩击运动，可加速牙周和牙齿的血液循环；下颌运动，即做张闭口、前伸和侧向运动各18次，做下颌运动时，速度应慢，可促进颌骨的血液循环；舌功，又称"搅海"，伸舌至牙列外侧，紧贴牙龈，上下左右运动36次，然后放舌于牙列内侧，继续用舌尖紧舔内侧牙龈，左右转动，先上后下，各转36次；揉关节，即用两手掌在颞下颌关节部及嚼肌区域做按摩动作18下，力量要柔和均匀，以促进关节和周围肌肉的健康；擦面功，即先用两手摩擦生热，随即用手掌的热力，顺着鼻的两旁、眼圈及额前向下到下颌做洗脸状，轻轻抚摩转圈18次，可促进颌面部的血液循环。

第七章

人类的运动与消化系统

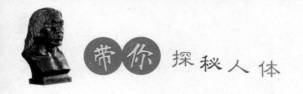
　　运动系统，又称为运动控制系统，由纹状体、小脑与丘脑腹前核、腹外侧核等构成。运动系统还包括大脑运动区。运动系统的主要功能是产生运动。从生理角度来说，人体的纹状体、大脑、下丘脑分别负责处理运动信息、感觉信息与生产感受信息。运动系统主要由骨、软骨、关节和骨骼肌等组成，诸如，骨、软骨、关节、骨骼肌，均是人体运动器官。在运动中骨起杠杆作用，关节为枢纽，骨骼肌为动力，共同完成支持人体、保护内脏及运动的功能。总的来说，运动系统主要起支架作用、保护作用和运动作用。

　　食物在消化管内被分解成结构简单、可被吸收的小分子物质的过程就称为消化。未被吸收的残渣部分，消化道则通过大肠以粪便形式排出体外。消化系统由消化管、消化腺两大部分组成。其中消化管包括口腔、咽、食管、胃、小肠和大肠。一般来说，把口腔到十二指肠的这一段称为上消化道，空肠以下的部分称下消化道。消化腺有小消化腺和大消化腺两种。小消化腺散在于消化管各部的管壁内，大消化腺有三对唾液腺、肝和胰。在消化过程中包括机械性消化和化学性消化两种形式。食物经过口腔的咀嚼，牙齿的磨碎，舌的搅拌、吞咽，胃肠肌肉等活动，叫机械性消化或物理性消化。化学性消化是指消化腺分泌的消化液对食物进行化学分解。机械性消化和化学性消化共同完成消化过程。总之，消化系统的基本功能是进行食物的消化和吸收，提供机体所需的物质和能量。本章我们就来说一说人类的运动系统与消化系统。

# 说说人体的骨架

人类的骨骼分为长骨、短骨、扁平骨、不规则骨和种子骨五种形态。长骨的长度远大于宽度，由致密骨组成，中间的骨髓腔有许多海绵骨和骨髓。包括膝盖骨、腕骨、跗骨和构成腕关节和踝关节的骨骼。短骨呈立方状，致密骨的部分比较薄，中间是海绵骨。短骨和种子骨构成腕关节和踝关节。扁平骨薄而弯曲，头骨和胸骨是扁平骨。不规则骨就是形状复杂的骨骼，脊椎骨和髋骨是不规则骨。种子骨是包在肌腱里的骨头，功能是使肌腱远离关节，并增加肌腱弯曲的角度以提高肌肉的收缩力，如膑骨和豆状骨。

骨头由骨质、骨髓和骨膜三部分构成。骨骼的其他组织还包括神经、血管和软骨。骨髓里面有丰富的血管和神经组织。婴幼儿的骨髓腔内的骨髓是红色的，有造血功能，随着年龄增长，逐渐失去造血功能。骨膜是覆盖在骨表面的结缔组织膜，里面有丰富的血管和神经，起营养骨质的作用，同时骨膜能增生骨层，使受损的骨组织愈合和再生。骨头由有机物和无机物组成，有机物主要是蛋白质，无机物主要是钙质和磷质。人在不同年龄，骨的有机物与无机物的比例不同。一般说来，儿童及少年的骨有机物的含量比无机物多；老年人的骨无机物的含量比有机物多。

人体的骨骼具有支撑身体的作用，其中的硬骨组织和软骨组织是人体结缔组织的一部分。成人有206块骨头，小孩有213块。人体骨架包含骨骼、关节韧带、肌腱、肌肉和关节软骨。骨架是一种防护支架，保护器官如脑、肺和心脏。人的骨

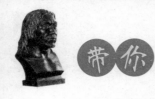
架由206块大小不同，形状各异的骨块组成。其中，颅骨29块、躯干骨51块、四股骨126块。由于骨在人体各部位的位置不同，功能各异，所以，它们的形状也多种多样，分别被称为长骨、短骨、扁骨和不规则骨。骨与骨之间的间隙，称为关节，除了少部分的不动关节可能以软骨连接之外，大部分是以韧带连接起来的。关节可分成不动关节、可动关节、少动关节。一般俗称的运动系统，也称做骨骼系统，包含软骨硬骨以及连结骨与骨的韧带甚至包含关节部分。总之，骨骼的功能主要有保护内部器官（如颅骨保护脑、肋骨保护胸腔）、构成骨架与维持身体姿势、造血、贮存身体矿物质（如钙、磷）、进行运动等功能。

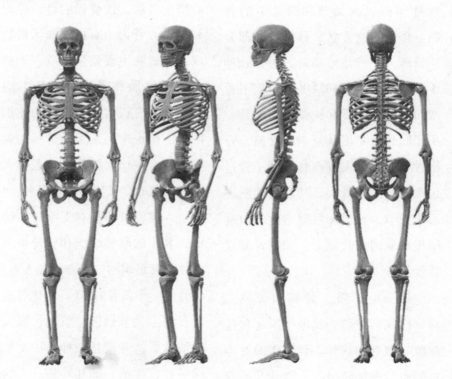

全身骨骼

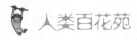

## 人体的骨骼构成

（1）颅骨。包括头盖骨、额骨、顶骨、颞骨、枕骨、蝶骨、筛骨。（2）面骨。包括颧骨、上颌骨、下颌骨、鼻骨、腭骨、泪骨、犁骨、下鼻甲、耳骨、锤骨、砧骨、镫骨。（3）喉部骨骼。包括舌骨。（4）肩部骨骼。包括锁骨、肩胛骨。（5）胸部骨骼。包括胸骨、肋骨、脊椎、颈椎、寰椎、枢椎、胸椎、腰椎。（6）手臂骨骼。包括肱骨、肱骨骨节、尺骨、桡骨、桡骨头。（7）手骨。包括腕骨、手舟骨、月骨、三角骨、豌豆骨、大多角骨、小多角骨、头状骨、钩骨。（8）掌骨。（9）指骨。包括近节指骨、中节指骨、远节指骨。（10）骨盆。包括髋骨、骶骨。（11）尾骨。（12）腿骨。包括股骨、股骨头、大转子、大腿骨节、髌骨、胫骨的轴部和骨节、腓骨。（13）踝骨。包括跟骨、足舟骨、内侧楔骨、中间楔骨、外侧楔骨、骰骨。（14）足背骨。包括距骨。（15）趾骨。包括近节趾骨、中节趾骨、远节趾骨。（16）幼儿骨骼还包括骶椎、尾椎、髂骨、坐骨和耻骨。

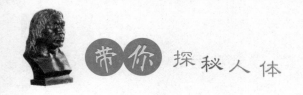

# 人体的枢纽——关节

骨与骨之间连接的地方称为关节，能活动的叫"活动关节"，不能活动的叫"不动关节"。一般所说的关节是指活动关节，如四肢的肩、肘、指、髋、膝等关节。关节分为髁状关节、滑动关节、枢轴关节、鞍形关节。关节由关节囊、关节面和关节腔构成。其中，关节囊包围在关节外面，由结缔组织组成，附着于关节面周围的央面上；各骨相互接触处的光滑面叫关节面。关节面为一层软骨复盖称关节软骨；关节软骨和关节囊间所密闭的窄隙，为关节腔。关节腔内有少量液体，以减少关节运动时摩擦。关节周围有许多肌肉附着，可作伸、屈、外层、内收、环转等运动。人的一生中，手指关节平均需要弯曲2500万次。

人体的肩关节由关节囊包围肱骨头和肩胛骨的关节盂而成。因肱骨头的关节面大，呈半球形，肩胛骨关节盂小而且浅，加上关节囊松而薄，所以，肩关节活动灵活，是全身易脱位的关节之一。人体的肘关节是一个复关节，由三个关节共居同一关节囊而成。其中，肱尺关节是肘关节的主关节，有肱骨滑车与尺骨滑车切迹构成；肱桡关节由肱骨小头和桡骨的关节凹构成，只能作曲伸和回旋运动；桡尺近侧关节由桡骨环状关节面与骨上端的桡切迹构成。伸肱时，前臂与上臂不在一条直线上，前臂与上臂之间形成一开向外侧的角度，这个角叫提携角（男性约为165度，女性约135度）。人体的桡腕关节由桡骨的腕关节面与舟、月和三角骨构成，可做曲伸、内收、外展和环转运动。桡腕关节与腕间关节共活动的范围是：屈最大，约90度，伸45度，内收40度，外展20度，环转度极小。

人体的腕掌关节由下排腕骨与掌骨构成。除拇指腕掌、小拇指掌关节能做屈伸、收展、对掌及环转（仅拇指腕掌关节有）等运动外，腕掌关节基本不动。人体的髋关节由髋臼和股骨头组成。由于髋臼较深能容纳股骨头的2/3，而且髋关节囊及周围的肌肉又比较强厚，因

此，稳固性比肩关节大。髋关节脱位也仅次于肘关节和肩关节。人体的膝关节由股骨下端的关节面，胫骨上端的关节面和髌骨关节面构成。滑膜腔被两条交叉韧带分割。前、后两条交叉韧带尚有防止胫骨前、后移位的作用。膝关节内有月牙状的关节盘，叫半月饭，其内侧大，外侧小。当膝关节半屈于内旋或外旋位时，突然的强力伸膝运

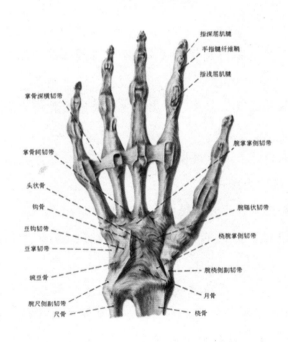

手关节

动,可使半月板损伤。膝关节囊坚韧,关节囊的前壁有髌骨和髌韧带;两侧有胫、腓侧副韧带;后放有斜韧带加强。人体的踝关节由胫骨下端及内踝、腓骨外踝与距骨构成,属于滑车关节。踝关节负重最大,关节面较小,但踝关节囊有韧带加强,内侧韧带从内侧将内踝、足舟骨、距骨和跟骨。因踝关节周围韧带强而有力,以致在踝扭伤时,即使内外踝发生了骨折,韧带尚未受损。

 人类百花苑

## 关节的病变

（1）关节肿胀。常由关节积液或关节囊及周围软组织充血、水肿、出血、和炎症所致。

（2）关节破坏。节软骨及其下方的骨性关节面骨质为病理组织所侵犯、代替所致。

（3）关节退行性变。为缓慢发生的软骨变性、坏死、溶解,并逐渐为纤维组织或纤维软骨所代替。

（4）关节强直。分为骨性强直和纤维性强直。

（5）关节脱位。即关节骨端的脱离、错位,分为完全脱位和半脱位。

（6）关节炎。由于细菌或病毒等致病因子和自身抗体的作用使关节的各部分,如滑膜、软骨或软骨下骨发生渗出,中性细胞和淋巴细胞浸润,以及细胞因子活动等炎症性反应,称为关节炎。关节炎分为感染性关节炎、原因不明的多发性关节炎、代谢内分泌病、退行性关节病、关节创伤、神经性关节病、过敏性关节病、出血性疾病、肿瘤和肿瘤样病变。

# 人体的脊梁——脊柱

人体的脊柱，又称脊梁骨，由形态特殊的椎骨和椎间盘连结而成，是一相当柔软又能活动的结构。随着身体的运动载荷，脊柱的形状可有相当大的改变。脊柱的活动取决于椎间盘的完整，相关脊椎骨关节突间的和谐。人体的脊柱位于背部正中，上连颅骨，中部与肋骨相连，下端和髋骨组成骨盆。脊柱由26块脊椎骨合成，即24块椎骨（颈椎7块、胸椎12块、腰椎5块）、骶骨1块、尾骨1块，由于骶骨系由5块，尾骨由4块组成。正常脊柱也可由33块组成。人体的脊柱自上而下有颈椎7块、胸椎12块、腰椎5块、1块骶骨和1块尾脊骨。脊柱内部自上而下形成一条纵行的脊管，内有脊髓。

从结构上看，脊柱分颈、胸、腰、骶及尾五段，上部长，能活动，好似支架，悬挂着胸壁和腹壁；下部短，比较固定。身体的重量和所受的震荡即由此传达至下肢。在正常情况下，脊柱有4个弯曲，从侧面看呈S形，即颈椎前凸、胸椎后凸、腰椎前凸和骶椎后凸。长期姿势不正和某些疾病（如胸椎结核、类湿性脊柱炎等）可使脊柱形成异常弯曲，如驼背。脊柱的长度，3/4是由椎体构成，1/4由椎间盘构成。另外，脊柱从前面看，其椎体自上而下渐加宽，第2骶椎最宽。自骶骨耳状面以下，重力传至下肢骨，体积渐缩小；脊柱从后面看，其椎骨棘突连贯成纵嵴，位于背部正中线。颈椎棘突短而分

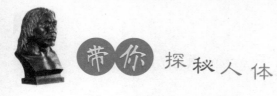

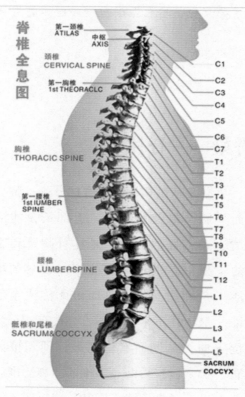

脊椎全息图

第一颈椎 ATILAS
中枢 AXIS
颈椎 CERVICAL SPINE
第一胸椎 1st THEORACLC
胸椎 THORACIC SPINE
第一腰椎 1st IUMBER SPINE
腰椎 LUMBERSPINE
骶椎和尾椎 SACRUM&COCCYX

C1
C2
C3
C4
C5
C6
C7
T1
T2
T3
T4
T5
T6
T7
T8
T9
T10
T11
T12
L1
L2
L3
L4
L5
SACRUM
COCCYX

脊椎整体图

叉，近水平位。胸椎棘突细长，斜后下方，呈叠瓦状排列。腰椎棘突呈板状，水平向后；脊柱从侧面看，可见颈、胸、腰、骶四个生理性弯曲，颈和腰曲凸向前，胸和骶曲凸向后。

脊柱的前面由椎体堆积而成，其前与胸腹内脏邻近，能保护脏器、神经、血管。椎体破坏时，在颈部，脓液可聚集于咽后，或沿颈部下降至锁骨下窝，亦可沿臂丛至腋窝；在胸部可沿肋间神经至胸壁，亦可波及纵隔；在腰部可沿腰大肌筋膜下降，形成腰大肌脓肿，可流注至腹股沟下方，亦可绕过股骨小转子至臀部。脊柱的后面由各椎骨的椎弓、椎板、横突及棘突组成。彼此借韧带互相联系，其浅面仅覆盖肌肉。脊柱后部的病变易穿破皮肤。在脊柱前后两面之间为椎管，内藏脊髓，其周围骨性结构如椎体、椎弓、椎板，因骨折或其他病变而侵入椎管时，即可引起脊髓压迫症，甚截瘫。脊柱背侧主要为肌肉，脊柱周围的肌肉可以发动和承受作用于躯干的外力作用。直接作用于腰背部脊柱的肌肉有背肌、腰肌。背肌分浅层和深层。浅层包括背阔肌、下后锯肌，深层包括骶棘肌、横突棘肌、横突间肌、棘突间肌；腰肌包括腰方肌和腰大肌。

总之，脊柱为人体的中轴骨骼，是身体的支柱，有负重、减震、保护和运动等功能。人体直立时，重心在上部通过齿突，至骨盆则位于第2骶椎前左方约7厘米处，相当于髋关节额状轴平面的后方，膝、踝关节的前方。脊柱上端承托头颅，胸部与肋骨结成胸廓。上肢借助肱骨、锁骨和胸骨以及肌肉与脊柱相连，下肢借骨盆与脊柱相连。上下肢的各种活动，均通过脊柱调节，保持身体平衡。脊柱的四个生理弯曲，使脊柱如同一个弹簧，能增加缓冲震荡的能力，加强姿势的稳定性，椎间盘也可吸收震荡，在剧烈运动或跳跃时，可防止颅骨、大脑受损伤，脊柱与肋、胸骨和髋骨分别组成胸廓和骨盆，对保护胸腔和盆腔脏器起到重要作用。另外，脊柱具有很大的运动功能。

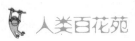

## 人体中的软骨组织

软骨由软骨组织及其周围的软骨膜构成，软骨组织由软骨细胞、基质及纤维构成。软骨组织是由胶原组织、少许细胞、以及60％～80%的水构成，成人的软骨组织中并没有血管或神经，因此软骨组织受伤后自行修补的能力有限。软骨组织分为透明软骨、弹性软骨和纤维软骨三种，其中透明软骨分布较广。每根骨的末端，都有一层软骨组织包裹着。这些软骨组织可使骨骼之间避免摩擦及冲击。20世纪90年代以来，软骨组织工程的出现使人类可以通过人工手段在体内外建造出透明软骨。软骨组织

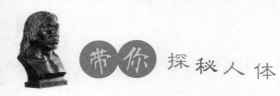

工程学是工程学与生物医学尤其是细胞生物学相结合的边缘科学。尽管目前软骨组织工程的研究仍处在体外和动物体内实验阶段，距离有效的临床应用尚有艰巨的道路要走，但其临床应用前景已受到广泛关注。

# 人体的发动机——肌肉

　　肌肉是组成人体的一种组织，其中骨骼肌的肌细胞的形状细长，呈纤维状，故肌细胞通常称为肌纤维。人体总共有七百多块肌肉，分布在各组织器官及骨骼表面，每一块肌肉与支配肌肉的神经，营养肌肉的血管，分隔包裹肌肉，连接肌肉与骨骼的结缔组织一起，共同构成一个器官。人体的"肌肉"如同由一道道钢缆一样的肌纤维捆扎起来。这些钢缆组合成较粗较长的缆绳群组，当肌肉用力时，它们就像弹簧一样一张一缩。在最粗的缆索内，有肌纤维、神经、血管及结缔组织。每根肌纤维是由较小的肌原纤维组成的。每根肌原纤维，则由缠在一起的肌凝蛋白和肌动蛋白组

成。这就是肌肉的最基本单位。

　　根据分布部位及肌肉特征，肌肉又分为三种：一是分布于心脏自律性极高的心肌；二是分布于呼吸道，胃肠道等器官受自主神经支配，有分泌功能的平滑肌；三是分布于身体各处，也是分布最广的是骨骼肌。根据不同的部位骨骼肌，肌肉又有不同的命名，如头肌、躯干肌、四肢肌。头肌可分为面肌（表情肌）和咀嚼肌两部分；躯干肌可分为背肌、胸肌、腹肌和膈；下肢肌按所在部位分为髋肌、大腿肌、小腿肌和足肌，均比上肢肌粗壮，这与支持体重、维持直立及行走有关。

　　另外，根据产生动作的不同，

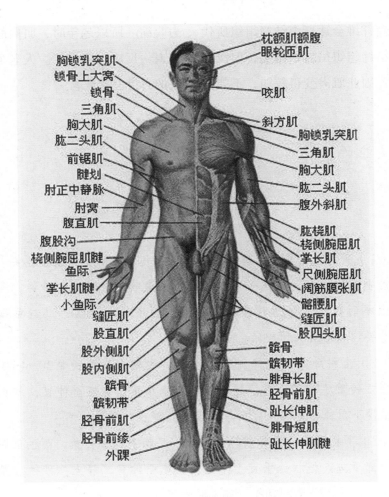

胸锁乳突肌
锁骨上大窝
锁骨
三角肌
胸大肌
肱二头肌
前锯肌
腱划
肘正中静脉
肘窝
腹直肌
腹股沟
桡侧腕屈肌腱
鱼际
掌长肌腱
小鱼际
缝匠肌
股直肌
股外侧肌
股内侧肌
髌骨
髌韧带
胫骨前肌
胫骨前缘
外踝

枕额肌额腹
眼轮匝肌
咬肌
斜方肌
胸锁乳突肌
三角肌
胸大肌
肱二头肌
腹外斜肌
肱桡肌
桡侧腕屈肌
掌长肌
尺侧腕屈肌
阔筋膜张肌
髂腰肌
缝匠肌
股四头肌
髌骨
髌韧带
腓骨长肌
胫骨前肌
趾长伸肌
腓骨短肌
趾长伸肌腱

人体肌肉正面观

骨骼肌又分为屈肌和伸肌。屈肌与伸肌成对出现，力量拮抗。如上肢肌中的肱二头肌是产生前臂屈曲的屈肌，位于上臂的腹侧；肱三头肌是产生前臂伸直的伸肌，位于上臂的背侧。最后，位置相近的不同肌肉可以协同产生同一作用，所以又把肌肉分为不同的肌群，如前臂旋前肌群。总的来说，随着人的年龄不断增长，控制骨头活动的横纹肌

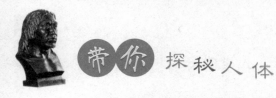
的弹性纤维会逐渐由结缔组织所代替。结缔组织虽然很结实，但没有弹性，因此肌肉变得较弱，不能强力收缩。所以老年时，肌肉的力量衰退，反应也迟钝了。人老了，肌肉的力量也就衰老。

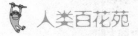

## 人类百花苑

### 胸部肌肉的训练方法

（1）平卧举。具体训练方法是：仰卧长凳，将杠铃放在乳头上方。将杠铃垂直上举至两臂完全伸直，胸肌彻底收缩，静止一秒钟，慢慢下落。上举时吸气，下落时呼气。注意不要用过大过猛，以避免颈部扭伤。不要让颈部有任何旋转。

（2）上斜卧举。具体训练方法是：头朝上斜卧长凳30-45度，两手正握杠铃置于胸部上方。把杠铃垂直上举至两臂完全伸直，静止一秒钟，慢慢下落徐徐至原位。上举时吸气，静止时呼气。

（3）下斜卧举。具体训练方法是：头朝下斜卧长凳，两手正握杠铃置于胸部下方。把杠铃垂直上举至两臂完全伸直，静止一秒钟，慢慢下落徐徐至原位。上举时吸气，静止时呼气。

（4）仰卧飞鸟。具体训练方法是：仰卧长凳上，两手拳心相对，持哑铃；两臂向上直伸与地面垂直，两脚平踏地面。两手向两侧分开下落，两肘微屈，直到不能更低时止。静止一秒钟，让胸大肌完全伸展，然后将两臂从两侧向上，回合到开始位置。两臂拉开时吸气，回复时呼气。两手不要紧握。分臂时，背部肌肉要收紧。意念集中在胸大肌的收缩和伸展上。

（5）卧式直臂上拉。具体训练方法是：仰卧长凳上，两手正握哑铃或杠铃，两臂直伸，与地面平行。两脚平踏在地面或长凳上。两臂保持平伸，将把哑铃或杠铃向上向后拉，并下落到可能的最低点。静止一秒钟，让胸大肌尽量拉伸。然后，收缩胸大肌，把两臂拉向上，拉向前，直至下落到腿侧开始位置。向上向后拉时吸气，向上向前回复时呼气。后拉时，让两臂充分向后直伸，前拉时，让两臂充分向前直伸。

# 人体骨髓的秘密

骨髓是人体的造血组织，位于身体的许多骨骼内，是存在于长骨（如肱骨、股骨）的骨髓腔和扁平骨（如髂骨、肋骨、胸骨、脊椎骨等）的松质骨间网眼中的一种海绵状的组织。成年人的骨髓分两种：红骨髓和黄骨髓。红骨髓能制造红细胞、血小板和各种白细胞，能产生血细胞。血小板有止血作用，白细胞能杀灭与抑制各种病原体，包括细菌、病毒等；某些淋巴细胞能制造抗体。成人的一些骨髓腔中的骨髓含有很多脂肪细胞，呈黄色，且不能产生血细胞，称为黄骨髓。

黄骨髓主要是脂肪组织。

人体的骨髓充填在骨髓腔和骨松质的间隙内。人出生时，全身骨髓腔内充满红骨髓，随着年龄增长，骨髓中脂肪细胞增多，相当部分红骨髓被黄骨髓取代，最后几乎只有扁平骨松质骨中有红骨髓。此种变化可能是由于成人不需全部骨髓腔造血，部分骨髓腔造血已足够补充所需血细胞。当机体严重缺血时，部分黄骨髓可转变为红骨髓，重新恢复造血的能力。总之，骨髓不但是造血器官，还是重要的免疫器官。有

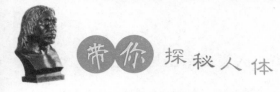
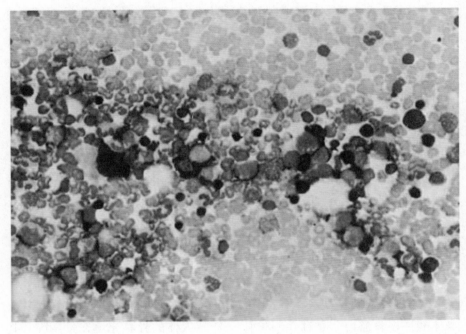

正常骨髓像

些药物如氯霉素及呋喃类，在长期大量使用后，可影响骨髓造血功能，引起再生障碍性贫血。

人体内的血液成分处于一种不断的新陈代谢中，老的细胞被清除，生成新的细胞，骨髓的重要功能就是产生生成各种细胞的干细胞，这些干细胞通过分化再生成各种血细胞如红细胞、白细胞、血小板、淋巴细胞等，简单的说骨髓的作用就是造血功能。因此，骨髓对于维持机体的生命和免疫力非常重要。

在医学上，骨髓移植是器官移植的一种，骨髓移植主要用以治疗造血功能异常、免疫功能缺陷、血液系统恶性肿瘤及其他一些恶性肿瘤。用此疗法均可提高疗效，改善预后，得到长生存期乃至根治。适用的疾病包括急性血白血病、性粒细胞白血病、恶性淋巴瘤、多发性骨髓瘤、骨髓增生异常综合征、重型再障。

# 人的第二心脏——足

人的一只脚有26块骨头、19块肌肉、33个关节、50多条韧带、4万多个汗腺，以及无数灵敏的神经与丰富的血管。自古以来，人们对脚格外关注。中国现存最早的中医理论专著《黄帝内经》中，就有足心涌泉穴与人体保健的记载；《史记》中有上古黄帝时代名医摸脚治病的记录；东汉华陀的《五禽戏》中很注重足部的导引术；隋朝高僧在《摩河止观》中有"意守足"的修炼法。到了现代，人们对脚更是呵护备至，出现了各种护理方式，比如每天坚持泡脚，或到足疗店足疗。

人在胚胎期中的第3至4周，足便生成。产下几个月后，足即能直立。一年左右就可行走。根据经络理论，人体12条经脉，其中有6条循行于足部，即足太阴脾经、足厥阴肝经、足阳明胃经、足少阳胆经、足太阳膀胱经，足底部有足少阴肾经。所以，中医认为脚是"足三阴之始，足三阳之终"。从人体穴位来讲，人体单足上就有31个穴位，双脚分布有60多个穴位与内外环境相通。

人的足部分为前足、中足、后足。前足即脚趾部，由足趾骨和距骨组成；中足即脚掌，由舟骨、骰骨、楔骨组成；后足即脚跟，由后跟骨和距骨组成。人的足部支撑起人体的全部重量。足的结构精堪绝伦，被生理学家誉为"解剖学上的奇迹"。另外，人的足底连结着人体的12条经络中最重要的6条，即脾经、胃经、膀胱经、肾经、肝经及胆经。而且足底处在人体末端，

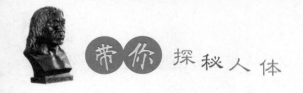

# 热水泡脚，好处多多。加些中药，增强效果。

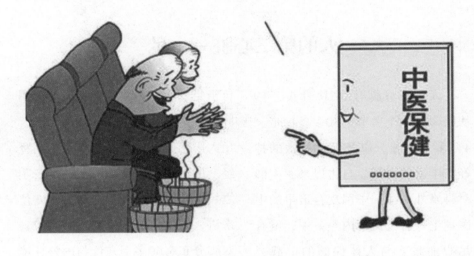

简易的足保健

远离心脏而供血不足，因而反复刺激按摩足底则可促进血液流畅，加强人体心脏泵的作用。也就是说，脚对人体的重要性，同人体的心脏一样，对血液循环起着至关重要的动力作用。所以，足又被称为人的"第二心脏"。

祖国医学有"百病从寒起，寒从脚下生"之说，并认为连接人体脏腑的十二个经脉有一半起止于脚。足底有很多人体内脏器官的反射区，足底反射过程是通过人体经络完成的。也就是说，人体病变可以在足底穴位出现反应。因而保护脚部健康与身体健康的好方法就是做脚底按摩。脚底按摩有以下的功能：促进血液循环之顺畅；疏通人体能源循环管道之障碍；促进器官部位功能之正常与各器官系统间的协调；增进内分泌之平衡，缓和趋于紧张的系统；排泄体内毒素杂物，维护健康；加强新陈代谢功能，保持青春活力；刺激细胞产生 机能，预防生病。
活力，防止老化；恢复退化的器官

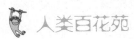 人类百花苑

### 怎样保护"第二心脏"

（1）常给脚部做按摩。按摩脚穴可调动人体潜能，增强机体抗病能力，特别是对久治不愈的慢性病和医学上尚缺乏有效治疗方法的疾病，有一定辅助治疗作用。按摩脚穴能标本兼治，整体调理，虚者能补，实者能泻，寒者能温，热者能清，积者能散，坚者能软，损之有余，补之不足，活血散瘀，消肿止痛，疏通经络，通利关节，扶正祛邪，增强体质。

（2）每晚睡前做"足浴"。热水可扩张足部血管，刺激神经末梢，达到促进全身血液循环、调节组织器官功能、加强新陈代谢的目的。用手指在热水中按摩涌泉穴和脚部肌肉，可使阳气内生，增强脚部肌肉活力，也能给全身带来轻松感。睡前用40℃左右的温水浸泡双脚（冬天的水温应在40℃～50℃），同时按摩。为保持水温，可陆续加入适量烫水。泡脚后揩干双脚，再用手指按摩三阴交、足三里和风池穴各20次。手法为先轻后重。

## 漫话人体的消化系统

人体的消化系统由消化管和 消化腺两大部分组成。消化管包括

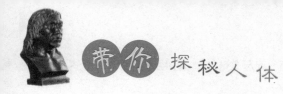

口腔、咽、食管、胃、小肠（包括十二指肠、空肠、回肠）和大肠（包括盲肠、结肠、直肠、肛管）。临床上常把口腔到十二指肠的这一段称上消化道，空肠以下的部分称下消化道。消化腺有小消化腺和大消化腺两种。小消化腺散在于消化管各部的管壁内，大消化腺有三对唾液腺（即腮腺、下颌下腺、舌下腺）、肝和胰。

食物的消化和吸收需要通过消化系统各个器官的协调合作来完成的。日常所吃的食物中的营养成分，主要包括糖类、蛋白质、脂肪、维生素、无机盐和水，除了维生素、无机盐和水可直接吸收外，蛋白质、脂肪和糖类都是复杂的大分子有机物，均不能直接吸收，必须先在消化道内经过分解，分解成结构简单的小分子物质，才能通过消化道的粘膜进入血液，送到身体各处供组织细胞利用。食物在消化道内的这种分解过程称为"消化"。食物经过消化后，通过消化管粘膜上皮细胞进入血液循环的过程叫"吸收"。消化和吸收是两个紧密相连的过程。

食物的消化是从口腔开始的，食物在口腔内以机械性消化(食物被磨碎)为主，因为食物在口腔内停留时间很短，因此食物从食道进入胃后，即受到胃壁肌肉的机械性消化和胃液的化学性消化作用，此时，食物中的蛋白质被胃液中的胃蛋白酶初步分解，胃内容物变成粥样的食糜状态，小量地多次通过幽门向十二指肠推送。食糜由胃进入十二指肠后，开始了小肠内的消化。小肠是消化、吸收的主要场所。食物在小肠内受到胰液、胆汁和小肠液的化学性消化以及小肠的机械性消化，各种营养成分逐渐被分解为简单的可吸收的小分子物质在小肠内吸收。因此，食物通过小肠后，消化过程已基本完成，只留下难于消化的食物残渣，从小肠进入大肠。大肠仅具一定的吸收功能，吸收少量水、无机盐和部分维生素。

总之，消化系统的基本功能是食物的消化和吸收，供机体所需的物质和能量，食物中的营养物质除维生素、水和无机盐可以被直接吸收利用外，蛋白质、脂肪和糖类等物质均不能被机体直接吸收利用，需在消化管内被分解为结构简单的小分子物质，才能被吸收利用。食物在消化管内被分解成结构简单、可被吸收的小分子物质的过程就称为消化。这种小分子物质透过消化管粘膜上皮细胞进入血液和淋巴液的过程就是吸收。对于未被吸收的残渣部分，消化道则通过大肠以粪便形式排出体外。

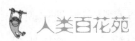 人类百花苑

## 机械性消化和化学性消化

　　在消化过程中包括机械性消化和化学性消化两种形式。食物经过口腔的咀嚼，牙齿的磨碎，舌的搅拌、吞咽，胃肠肌肉的活动，将大块的食物变成碎小的，使消化液充分与食物混合，并推动食团或食糜下移，从口腔推移到肛门，这种消化过程叫机械性消化，或物理性消化。化学性消化是指消化腺分泌的消化液对食物进行化学分解而言。由消化腺所分泌的种消化液，将复杂的各种营养物质分解为肠壁可以吸收的简单的化合物，如糖类分解为单糖，蛋白质分解为氨基酸，脂类分解为甘油及脂肪酸。然后这些分解后的营养物质被小肠（主要是空肠）吸收进入体内，进入血液和淋巴液。这种消化过程叫化学性消化。机械性消化和化学性消化两功能同时进行，共同完成消化过程。

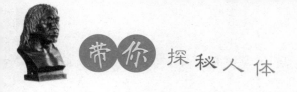

# 人体的消化系统——食管

食管是咽和胃之间的消化管。食管起初很短，随着颈部的伸长和心肺的下降，而逐渐增长。某些脊椎动物的食管还可贮存食物，如鸟类胃前部食管膨大而成的嗉囊，就是暂时贮存食物的器官。有些鸟类还用嗉囊携带食物回巢，哺喂幼鸟。反刍动物四个胃中瘤胃、网胃和瓣胃均由食管演化而来。食管可分为颈段、胸段和腹段。颈段位于气管背后和脊柱前端，胸段位于左、右肺之间的纵隔内，胸段通过膈孔与腹腔内腹相连，腹段与胃相连。吞咽是指在口腔中经咀嚼形成的食团由口腔送入胃的过程。吞咽分为三个过程：①由口腔到咽。开始时舌尖紧贴上颌及硬腭前部，再由舌肌及舌骨上肌群的活动，使舌体上举，紧贴硬腭及上颌各牙，迫使舌背上的食团后移至咽部。②由咽到食管上端。③沿食管下行至胃。

食管结构上由内向外分四层：一是粘膜层。包括上皮、固有层和粘膜肌层。上皮耐摩擦，有保护作用，在食管与胃贲门交界处；固有层为致密结缔组织，内有食管腺导

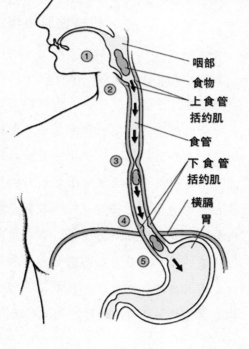

咽部
食物
上食管括约肌
食管
下食管括约肌
横膈
胃

食物消化过程

管；粘膜肌层由纵行肌组成。二是粘膜下层。可分泌粘液经导管排入食管腔。三是肌层。上1/3段为骨骼肌，下1/3为平滑肌，中段为骨骼肌和平滑肌混合组成。食管还有括约肌，位于人环状软骨水平的，称为食管上括约肌；位于食管下端，一部分在膈上，穿过膈孔，另一部分在膈下的高压带，称为食管下括约肌。这两处括约肌可阻止胃内容物返流入食管。四是外膜。含有较大的血管、淋巴管和神经，与食管周围的器官相连。

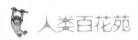

## 上消化道与下消化道

上消化道由口腔、咽、食管、胃、十二指肠组成。下消化道由空肠、回肠和大肠组成。其中，口腔由口唇、颊、腭、牙、舌和口腔腺组成。口腔受到食物的刺激后，口腔内腺体即分泌唾液，嚼碎后的食物与唾液搅和，借唾液的滑润作用通过食管，唾液中的淀粉酶能部分分解碳水化合物，能将淀粉分解成麦芽糖。咽是呼吸道和消化道的共同通道，分为鼻咽部、口咽部、喉咽部，主要功能是完成吞咽。食管是一长条形的肌性管道，全长约25～30厘米，主要功能是运送食物入胃，防止呼吸时空气进入食管。

胃分胃贲门、胃底、胃体和胃窦四部分，胃可分泌胃液，主要作用是消化食物、杀灭食物中的细菌、保护胃粘膜以及润滑食物。胃的主要功能是容纳和消化食物。十二指肠为小肠的起始段，长度相当于人的十二个手指的指长，分为上部、降部、下部和升部四部分。主要功能是

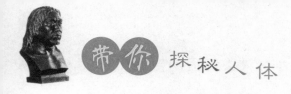

分泌粘液、刺激胰消化酶和胆汁的分泌，为蛋白质的重要消化场所。空肠起自十二指肠空肠曲，下连回肠，回肠连接盲肠。空肠、回肠均属小肠，主要功能是消化和吸收食物。大肠为消化道的下段，包括盲肠、阑尾、结肠和直肠四部分，全长1.5米，主要功能是进一步吸收水分和电解质，形成、贮存和排泄粪便。

# 人体消化器官——胃

胃，又称胃脘。胃之上为食管，胃之下为肠管，胃居二者之间为胃脘。胃分上、中、下三部，上部称上脘，包括贲门；胃的中部称中脘，即胃体部分；胃的下部称下脘，包括幽门。《中国医学大辞典·胃》中记载："胃，汇也，水谷汇聚之所也，为人体内消化器，形如囊，左大右小，横卧于膈膜下，上端为贲门，接于食道，下端为幽门，连于小肠。"胃分胃贲门、胃底、胃体和胃窦四部分，胃可分泌胃液，主要作用是消化食物、杀灭食物中的细菌、保护胃粘膜以及润滑食物。胃的主要功能是容纳和消化食物。所以，《灵枢·海论》中记载："胃者，水谷之海"、"胃者，水谷气血之海也"。

下面我们就来说一说人体消化器官"胃"的三大功能。其一，储存食物。咀嚼和吞咽食物时，可以反射地通过迷走神经引起胃体和胃底肌肉舒张，使大量食物涌入胃内，使食物有充分时间在胃内消化，并缓慢进入小肠。其二，机械消化。胃壁肌肉紧张性收缩和蠕动可使食物磨碎，搅拌成食糜，并送入十二指肠。紧张性收缩是胃壁的平滑肌微弱的持续性收缩，这种收缩有助于胃液掺入食物，及推动食

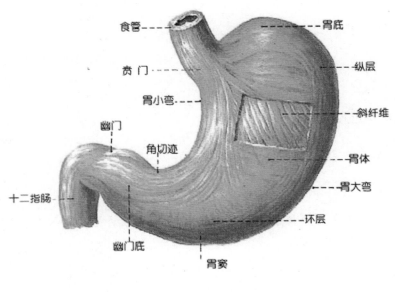

食管　—胃底
贲门　—纵层
胃小弯　—斜纤维
幽门
角切迹　—胃体
—胃大弯
十二指肠　—环层
幽门底
胃窦

胃结构图

糜向十二指肠移行。蠕动是从胃体向幽门方向进行的胃壁肌肉节律性收缩和舒张活动。蠕动除使食物和胃液充分混合外，还可搅拌磨碎食物。胃的运动是由食物对粘膜和胃壁深层的机械感受器的刺激，通过反射实现的。其三，胃的排空。胃排空是指胃内食糜通过幽门进入十二指肠的过程。食物入胃后，胃的紧张性和蠕动逐渐加强，胃内压随之升高，当胃内压高于十二指肠内压时，食糜便被推进十二指肠。

当酸性食糜被十二指肠内碱性液体中和后，抑制胃运动的作用解除，胃运动加强又引起胃内食糜排空，如此周而复始直至胃内食糜排完为止。在排空过程中，幽门括约肌可限制每次排出食物的量，并防止十二指肠内容物逆流入胃。胃内食物全部排空的时间与食物的质和量、以及胃运动的情况有关。一般来说，水需10分钟就排空；糖类食物需2小时以上，混合性食物需4~5小时。

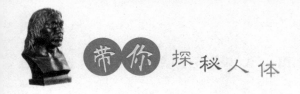
人类百花苑

## 胃的饮食保健

（1）少吃油炸食物。因为这类食物不容易消化，会加重消化道负担，会引起消化不良。

（2）少吃腌制食物。这些食物中含有较多的盐分及某些致癌物。

（3）少吃生冷食物刺激性食物。对消化道黏膜具有较强的刺激作用，易引起腹泻或消化道炎症。

（4）规律饮食。有规律地进餐，定时定量，有助于消化腺的分泌，更利于消化。

（5）定时定量。要做到每餐食量适度，每日3餐定时，到了规定时间，不管肚子饿不饿，都应主动进食，避免过饥、过饱。

（6）温度适宜。饮食的温度以"不烫不凉"为度。

（7）细嚼慢咽。对食物咀嚼次数愈多，对胃黏膜有保护作用。

（8）饮水择时。最佳的饮水时间是晨起空腹时及每次进餐前1小时，餐后立即饮水会影响消化。

（9）注意防寒。胃部受凉后会使胃的功能受损。

（10）避免刺激。不吸烟，少饮酒，少吃辣椒、胡椒等辛辣食物。

（11）补充维生素C。维生素C对胃有保护作用，多吃富含维生素C的蔬菜和水果。

# 人体通道之小肠

　　小肠是消化管中最长的一段，成人全长约5～7米。其上端从幽门起始，下端在右髂窝与大肠相接。小肠分为十二指肠、空肠和回肠。其中，十二指肠固定在腹后壁，空肠和回肠形成很多肠袢，蠕曲于腹膜腔下部，被小肠系膜系于腹后壁，合称为系膜小肠。十二指肠上端起自幽门、下端在第二腰椎体左侧，续于空肠，呈马蹄铁形包绕胰头。在十二指肠中部（降部）的后内侧壁上有胆总管和胰腺管的共同开口，胆汁和胰液由此流入小肠。空肠约占空回肠全长的2/5，主要占

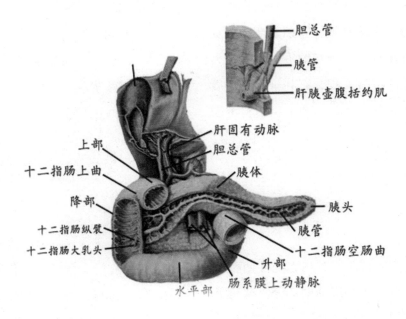

小　肠

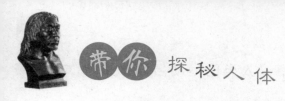

据腹膜腔的左上部，回肠占3/5，一般位于腹膜腔的右下部。空肠和回肠之间并无明显界限，在形态和结构上的变化是逐渐改变的。

总的来说，十二指肠为小肠的起始段，长度相当于人的十二个手指的指长，分为上部、降部、下部和升部四部分。主要功能是分泌粘液、刺激胰消化酶和胆汁的分泌，为蛋白质的重要消化场所。空肠起自十二指肠空肠曲，下连回肠，回肠连接盲肠。空肠、回肠均属小肠，主要功能是消化和吸收食物。另外，小肠粘膜，特别是空肠，具有许多环状皱襞和绒毛，大大扩大了粘膜的表面积，有利于营养物质的消化和吸收。粘膜下层中有由表层上皮下陷形成的肠腺，开口于粘膜表面，分泌肠液。

小肠的胰液和肠液中含有多种消化酶，借以分解蛋白质、脂肪和糖类。胆汁有助于脂肪的消化和吸收。蛋白质、糖和脂肪必须分解为结构简单的物质，方能通过肠绒毛的柱状上皮细胞进入血液和淋巴，也可通过上皮细胞间隙进入毛细血管和毛细淋巴管。而小肠的肌膜由内环、外纵两层平滑肌组成，在回肠末端突入大肠处环形肌增厚，外覆粘膜形成两个半月形的皱襞叫回盲瓣，具有括约肌的作用。外膜由结缔组织构成，空回肠表面覆以腹膜脏层，叫做浆膜。总之，小肠是消化和吸收的主要部位。

# 人体通道之大肠

大肠位于腹腔内，呈环回叠积状，分回肠和广肠两部分。回肠上接阑门，与小肠相通，下接广肠，广肠下端为肛门。大肠为消化道的下段，包括盲肠、阑尾、结肠和直肠四部分，全长1.5米。大肠是人体消化系统的重要组成部分，起自回肠，包括盲肠、升结肠、横结肠、降结肠、乙状结肠和直肠六部分，主要功能是进一步吸收粪便中的水分、电解质和其他物质（如氨、胆汁酸），形成、贮存和排泄粪便。同时能保护黏膜和润滑粪便，保护肠壁防止损伤，免遭细菌侵蚀。大肠在外形上与小肠有明显的不同，大肠口径较粗，肠壁较薄。在生理功能方面，大肠把经过小肠泌别清浊后的食物残渣变化成粪便，传送至广肠末端，经肛门排出体外，并在这一过程中吸收多余的水液。故又称大肠为"传导之官"。大肠与肺、肝、脾、胃、肾的关系较为密切。大肠正常传导，肺气便可清肃下降。若某一脏器的不足或偏颇，都可影响大肠的传导。总之，大肠通过经脉循行，与食指桡侧端、上肢伸侧前缘、肩、颈、面颊、牙齿、口角、上唇、鼻翼两旁等部位相连，大肠有病变时往往会在这些部位上有所反映。

下面我们分别来说一说盲肠、阑尾、结肠和直肠。（1）盲肠为大肠起始端，长约6～8厘米，位于右髂窝内，向上通升结肠，向左连回肠。（2）阑尾形如蚯蚓，又称蚓突。上端连通盲肠的后内壁，下端游离，一般长约2～20厘米。（3）结肠为介于盲肠和直肠之间的部分，分为升结肠、横结肠、降结肠和乙状结肠四部分。其中，升结肠长约15厘米，是盲肠向上延续部分，自右髂窝沿腹后壁的右侧上升，至肝下方向左弯形成结肠右曲，移行于横结肠。横结肠长约50厘米，起自结肠右曲，向左横行至脾处再向下弯成结肠左曲，移行于降结肠。降结肠长约20厘米，从结肠左曲开始，沿腹后壁的左侧下降，至左髂嵴处移行于乙状结肠。乙状结肠长约40～45厘米，呈"乙"字形弯曲。其前面常被小肠遮盖。（4）直肠为大肠的末段，长约15～16厘米，位于小骨盆内。上端平第3骶椎处接续乙状结肠，沿骶骨和尾骨的前面下行，穿过盆膈，下端以肛门而终。男性直肠的

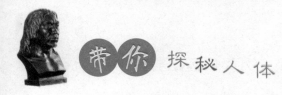

前面有膀胱、前列腺和精囊腺；女性有子宫和阴道。直肠在盆膈以上的部分称为直肠盆部，盆部的下段肠腔膨大，称为直肠壶腹。盆膈以下的部分缩窄，称为肛管或直肠肛门部。直肠周围有内、外括约肌围绕。肛门外括约肌位于肛门内括约肌周围的环行肌束。肛门内括约肌由直肠壁环行平滑肌增厚而成，收缩时能协助排便。

人类百花苑

## 大肠病变的诊治

大肠的病变，多因饮食不节、外感湿热、脾胃受损或脏腑功能紊乱所致。主要表现为便秘、泄泻、肠鸣。如过多食生冷瓜果，则表现为大便溏泄、腹痛喜温喜按、小便清长、手足不温；若嗜食辛辣，则表现为大便秘结、腹部胀痛而拒按、口燥唇焦、舌苔黄燥。诊断大肠病变，主要通过临床症状进行分析。治疗上，大肠虚寒者，应温肠祛寒；大肠实热者，应通肠泻热；大肠湿热者，应清泄大肠湿热；大肠津亏者，应滋阴润肠。但须注意，大肠病变与脾、胃、肾、肝、肺均有关，如温肠祛寒则要不忘温补脾肾，通肠泻热则要不忘清泻胃腑。总之，大肠与小肠、脾、胃是机体对饮食进行消化、吸收、输布水谷精微，排泄糟粕的重要器官。因而大肠在养生保健方面，需要有合理的饮食规律，加上心情舒畅。

# 第八章

# 人类的呼吸与循环系统

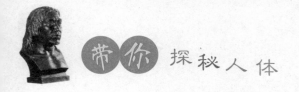

人类的呼吸系统包括呼吸道,如鼻腔、咽、喉、气管、支气管,以及肺。人类在新陈代谢过程中要不断消耗氧气,产生二氧化碳。肺是一个内含大而潮湿的呼吸表面的腔,位于身体内部,受到体壁保护。哺乳类的呼吸系统除肺以外还有一套通气结构即呼吸道。机体与外界进行气体交换的过程称为呼吸。呼吸分为外呼吸、内呼吸。外呼吸是外界与呼吸器官如肺、腮的气体交换,如肺呼吸、腮呼吸。内呼吸是由血液和组织液与机体组织、细胞之间进行气体交换。呼吸器官的共同特点是壁薄,面积大,湿润,有丰富的毛细血管分布。进入呼吸器官的血管含少氧血,离开呼吸器官的血管含多氧血。总之,通过呼吸,机体从大气摄取新陈代谢所需要的氧气,排出所产生的二氧化碳,因此,呼吸是维持机体新陈代谢和其它功能活动所必需的基本生理过程之一,一旦呼吸停止,生命也将终止。

循环系统是生物体的细胞外液(血浆、淋巴和组织液)及其借以循环流动的管道组成的系统。循环系统分心脏和血管两大部分,叫做心血管系统。循环系统是生物体内的运输系统,它将消化道吸收的营养物质和由鳃或肺吸进的氧输送到各组织器官,并将各组织器官的代谢产物通过同样的途径输入血液,经肺、肾排出。它还输送热量到身体各部以保持体温,输送激素到靶器官以调节其功能。本章我们就来谈一谈人类的呼吸系统与循环系统的相关话题。

# 人体的咽、喉

咽是食物入食管和呼吸介质（水、空气）入肺的共同通路，介于口腔和食管之间，既属于消化系统又属于呼吸系统。咽是一个上宽下窄、前后略扁的漏斗形肌性管，上端附着于颅底，下端续于食管，全长约12厘米。咽后壁平整，前壁不完整，与鼻腔、口腔和喉腔相通。咽腔是呼吸道和消化道的共同通道。在鼻咽部的侧壁上有咽鼓管咽口，经咽鼓管与中耳鼓室相通。咽壁由粘膜、粘膜下膜、肌膜、外膜组成。肌膜由属于横纹肌的咽缩肌和咽提肌互相交织而成，各咽缩

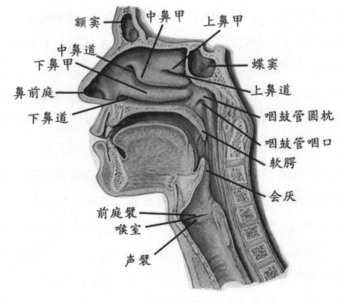

咽和喉图

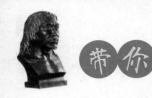

肌由上而下依次收缩，将食团推向食管。咽提肌收缩时可使咽、喉上提，协助吞咽。

咽腔可分为鼻咽部、口咽部和喉咽部。（1）硬腭水平以上的咽部称鼻咽，也称上咽，顶部与后壁交界处有淋巴组织团块名为腺样体。前方以后鼻孔为界通入鼻腔，鼻咽两侧有咽鼓管的咽口。咽口后方有一隆起，称咽鼓管圆枕，圆枕后上方有一凹陷区，称咽隐窝，是鼻咽癌的好发部位。（2）口咽位于鼻咽以下舌骨以上部分，一般称咽部，前方经咽峡与口腔相通。所谓咽峡乃上由悬雍垂和软腭游离缘、下由舌骨以及两侧由舌腭弓和咽腭弓围成的环形狭窄部分，舌腭弓与咽腭弓之间为扁桃体窝，扁桃体位于其中。（3）喉咽舌骨以下部分为喉咽，也称下咽，前方通喉腔，下端在环状软骨下缘平面连接食管。

喉，又叫喉头，通常将咽喉混称为嗓子、喉咙；位于颈前正中部，在成人相当于第3~6颈椎部，由一组软骨、韧带、喉肌及粘膜构成的锥形管状器官。喉的支架由甲状软骨、环状软骨、会厌软骨、杓状软骨、小角软骨和楔状软骨构成。其中，"甲状软骨"形状如同竖立的向后半开的书，两侧由左右对称的甲状软骨翼板在颈前正中线汇合形成一定的角度，男性夹角较小且上端向前突出，称为喉结，女性近似钝角，喉结不明显。"环状软骨"是喉支架的基础，对支持喉腔通畅，保证呼吸甚为重要。"会厌软骨"扁平如叶状，上缘游离呈弧形，附着于甲状软骨前角的内面。会厌分舌面和喉面。"杓状软骨"，位于环状软骨板后上缘，呈三角锥形，左右各一，顶尖向后内方倾斜，其底部和环状软骨连接成环杓关节。"小角软骨"位于杓状软骨的顶部，左右各一。"楔状软骨"在小角软骨前外侧，两侧杓会厌皱襞粘膜下，似小棒。

喉腔上起自喉入口，下达环状软骨下缘并接气管。由室带与声带分隔为三区。一是声门上区。位于室带之上，其上口通喉咽部，呈三角形称喉入口，声门上区前壁为会厌软骨，两旁为杓会厌皱襞，后为杓状软骨，介于喉入口与室带之间又称喉前庭。二是声门区。位于室带与声带之间，包括室带、声带、喉室。三是声门下区。为声带下缘至环状软骨缘以上的喉腔，上部较扁窄，向下逐渐扩大为圆锥形并移行至气管。喉部的神经均为迷走神经，包括喉上神经，在相当于舌骨大角平面处分为内外两支，内支为感觉神经，在喉上动脉穿入甲状舌骨膜处后上方入喉，分布于声带以上区域的粘膜；喉返神经，为喉的主要运动神经，支配除环甲肌以外的喉内诸肌。

喉的生理功能主要有：呼吸功能，喉是呼吸的通道，在正常情况下声门是空气出入肺部的必经之路，以增加肺内气体交换，调节血与肺泡内二氧化碳浓度；发音功能，喉是发音器官，发音时声带向中线移动，声门闭合，肺内呼出的气流冲动声带而产生声波，称基音，再经咽、口、鼻等腔共鸣作用而成悦耳之声音，声调的高低，取决于声带振动的频率，而振动的频率又以声带的位置、长短、厚薄、张力以及呼出气流作用于声带力量而不同，而有高、低音之别，声带在发音中的这些变化主要是由喉肌运动加以控制；保护功能，喉对下呼吸道起保护作用，吞咽时喉体上提，会厌向后下倾斜，盖住喉上口，声带关闭，食物沿两侧梨状窝下行进入食道，而不致误入下呼吸道。另外，喉的咳嗽反射能将误入下呼吸道的异物，通过防御性反射性剧咳，迫使异物排出。

# 人体的气管、支气管

气管上端与喉相连，向下至　胸骨角平面分为左、右支气管为

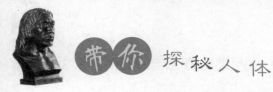
止，成人全长约10～13厘米，含15～20个软骨环。气管可分为颈、胸两段。人体的气管以软骨、肌肉、结缔组织和粘膜构成。软骨为"C"字形的软骨环，缺口向后，各软骨环以韧带连接起来。气管管腔衬以粘膜，表面覆盖纤毛上皮，粘膜分泌的粘液可粘附吸入空气中的灰尘颗粒，纤毛不断向咽部摆动将粘液与灰尘排出，以净化吸入的气体。气管管壁分粘膜、粘膜下层和外膜三层。气管管壁上的粘膜表面为假复层纤毛柱状上皮，由纤毛细胞、杯状细胞、基细胞、刷细胞和弥散的神经内分泌细胞等组成。其中，纤毛细胞呈柱状，游离面有纤毛，纤毛向咽侧呈快速摆动，将粘液及附于其上的尘粒、细菌等异物推向咽部被咳出，纤毛细胞有净化吸入空气的重要作用。杯状细胞与管壁内腺体的分泌物在上皮表面共同构成一道粘液性屏障，粘附吸入空气中的异物，溶解吸入的二氧化硫、一氧化碳等有害气体，随粘液咳出。

气管及其以下分支的导气部管壁上皮内还有弥散的神经内分泌细胞。研究证明，细胞内含有多种胺类或肽类物质，如5—羟色胺、蛙皮素、降钙素、脑啡肽等，分泌物可能通过旁分泌作用，或经血液循环，参与调节呼吸道血管平滑肌的收缩和腺的分泌。气管粘膜下层为疏松结缔组织，粘膜下层除有血管、淋巴管和神经外，还有较多混合性腺。气管外膜为疏松结缔组织，主要有16～20个"C"形透明软骨环构成管壁支架，软骨环之间以弹性纤维组成的膜状韧带连接，使气管保持通畅并有一定弹性。软骨环的缺口朝向气管后壁，缺口处有弹性纤维组成的韧带和平滑肌束。咳嗽反射时平滑肌收缩，使气管腔缩小，有助于清除痰液。

支气管是指由气管分出的各级分枝，由气管分出的一级支气管，即左、右主支气管。其中，右支气管约在第5胸椎下缘进入肺门，分为三支进入各相应的肺叶，即上叶、中叶和下叶支气管。较短而粗，长

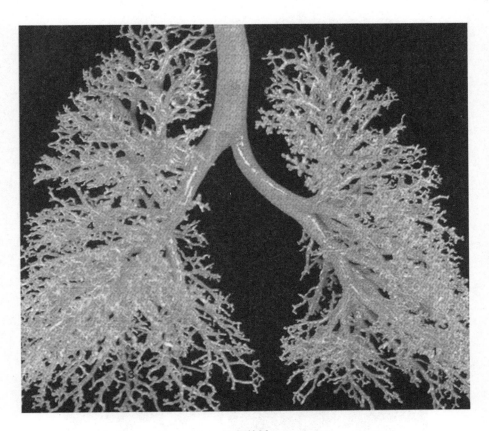

支气管树

约2.5厘米，直径约1.4～2.3厘米，与气管纵轴的延长线约成20°～30°角；左支气管约在第6胸椎处进入肺门，分为上、下叶支气管。较细而长，长约5厘米，直径约1.0～1.5厘米，与气管纵轴成40°～45°角，因此气管异物进入右侧的机会较左侧多见。总的说来，左主支气管与右主支气管相比较，前者较细长，走向倾斜；后者较粗短，走向较前者略直。

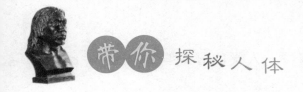
# 人体中的"娇脏"——肺

　　肺是进行气体交换的器官，位于胸腔内纵隔的两侧，左右各一。左肺由斜裂分为上、下二个肺叶，右肺除斜裂外，还有一水平裂将其分为上、中、下三个肺叶。肺上通喉咙，在人体脏腑中位置最高，故肺为五脏之华盖。因肺叶娇嫩，不耐寒热，易被邪侵，又称"娇脏"。肺上端钝圆叫肺尖，向上经胸廓上口突入颈根部，底位于膈上面，对向肋和肋间隙的面叫肋面，朝向纵隔的面叫内侧面，该面中央的支气管、血管、淋巴管和神经出入处叫肺门，这些出入肺门的结构，被结缔组织包裹在一起叫肺根。

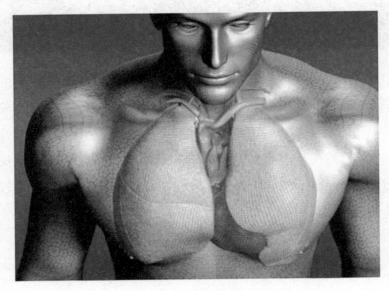

肺在人体的位置

肺有两套血管系统：一套是循环于心和肺之间的肺动脉和肺静脉，属肺的机能性血管。肺动脉从右心室发出伴支气管入肺，随支气管反复分支，最后形成毛细血管网包绕在肺泡周围，之后逐渐汇集成肺静脉，流回左心房。一套是营养性血管叫支气管动、静脉，发自胸主动脉，攀附于支气管壁，随支气管分支而分布，营养肺内支气管的壁、肺血管壁和脏胸膜。

肺是以支气管反复分支形成的支气管树为基础构成的。左、右支气管在肺门分成第二级支气管，第二级支气管及其分支所辖的范围构成一个肺叶，每支第二级支气管又分出第三级支气管，每支第三级支气管及其分支所辖的范围构成一个肺段，支气管在肺内最后形成肺泡。支气管各级分支之间以及肺泡之间都由结缔组织性的间质所填充，血管、淋巴管、神经等随支气管的分支分布在结缔组织内。肺泡之间的间质内含有丰富的毛细血管网，毛细血管膜与肺泡共同组成呼吸膜，血液和肺泡内气体进行气体交换必须通过呼吸膜才能进行。肺表面覆被一层光滑的浆膜，即胸膜脏层。

保护肺的方法有：不要吸烟，烟中的尼古丁会对肺产生严重的破坏；要经常呼吸新鲜空气，清新肺；经常食用清肺的食物，如胡萝卜、梨子、木耳、豆浆、蜂蜜等；忌食过于辣、咸、腻等食物。中医讲究药食同源，重视通过调节饮食提高人体的抗病能力，因此，通过养肺气来达到提高免疫功能的食疗效果是值得肯定的。不过食用时应首先了解清楚食物的药效，如食用白萝卜，以痰多、咳嗽者较为适宜；食用百合，以熬粥、煮水饮效果较佳；食用绿豆，适宜于内火旺盛的人。

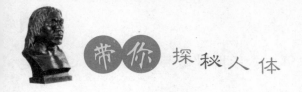
人类百花苑

## 清肺的保健食谱

（1）清肺梨：一种做法是把内部掏空，放入川贝、冰糖、蜂蜜等煮食。二是带皮切块，放到碗里再蒸，碗里最好再放上冰糖，煮好后可拌入蜂蜜。三是连皮切成块，和木瓜、蜜枣、猪骨一起煮汤，有清肺热、开胃作用。四是将银耳泡发后，和梨一起放到凉水中煮汤，放入枸杞、枣等。另外可捣泥成梨糕，加冰糖后食用，也能清热、治疗咳嗽。

（2）清肺汤：一种做法是雪耳75克，百合100克，排骨500克。将上述选料清洗之后加水一起放入煲内煮沸，煲3小时。一种做法是桑百皮50克，百合75克，排骨500克。将上述选料清洗干净后加水，然后一并放进煲内煮沸，煲一个半小时。

（3）润肺银耳羹：银耳5克，冰糖50克。将银耳放入盆内，以温水浸泡30分钟，待其发透后摘去蒂头、拣去杂质；将银耳撕成片状，放入洁净的锅内，加水适量，以武火煮沸后，再用文火煎熬1小时，然后加入冰糖，直至银耳炖烂为止。

（4）润肺豆浆粥：豆浆1000克，糯米100克，白糖适量。将糯米洗净放入锅中，加水适量，武火烧沸后改用文火慢慢熬煮，煮至米粒开花时倒入豆浆，继续熬10分钟，加白糖适量即可。

（5）鸭肉粥：鸭肉150克，糯米250克，料酒、盐少许。先将鸭肉切丁；糯米加水煮粥，然后加入鸭肉、少许料酒和盐，煮至粥熟。

# 生命的核心——心脏

　　心脏是人和脊椎动物器官，是循环系统的动力。人的心脏外形像桃子，位于胸腔内，膈肌的上方，二肺之间，约三分之二在中线左侧。成年人的心脏重约300克，每分钟约跳70次，每次泵血70毫升，则每分钟约泵5升血。心脏主要由心肌构成，有左心房、左心室、右心房、右心室四个腔。左右心房之间和左右心室之间均由间隔隔开，故互不相通，心房与心室之间有瓣膜，这些瓣膜使血液只能由心房流入心室，而不能倒流。

　　心脏如一倒置的，前后略扁的

心脏瓣膜

主动脉　　肺动脉干
左心房
二尖瓣
肺动脉瓣
三尖瓣
主动脉瓣
左心室
右心房
右心室

心脏瓣膜图

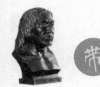
圆锥体像一个桃子。心尖钝圆，朝向左前下方，与胸前壁邻近。心脏的心底较宽，有大血管由此出入，朝向右后上方，与食管等后纵隔的器官相邻。心脏尖向左下前方，底向右上后方。心脏外形可分前面、后面和侧面，左缘、右缘和下缘。近心底处有横的冠状沟，绕心一圈，为心脏外面分隔心房与心室的标志。心脏的前、后面有前、后室间沟，为左、右心室表面的分界。

心脏的心底朝向右上后方，大部分由左心房，小部分由右心房构成，四条肺静脉连于左心房，上、下腔静脉分别开口于右心房的上、下部。在上、下腔静脉与右肺静脉之间是房间沟，为左右心房后面分界的标志。心脏的心尖由左心室构成，向左下前方。由于心尖邻近胸壁，因此在胸前壁左侧第五肋间常可看到或触到心尖的搏动。

心脏前面构成是右上为心房部，大部分是右心房，左心耳只构成其一小部分，左下为室部，2/3为右心室前壁，1/3为左心室。后面贴于膈肌，主要由左心室构成。侧面主要由左心室构成，只上部一小部分由左心房构成。心脏右缘垂直钝圆，由右心房构成，向上延续即为上腔静脉。左缘斜向下，大部分为左心室构成，上端一小部分为左心耳构成。下缘近水平，较锐，大部分为右心室，只心尖处为左心室构成。

心脏的作用是推动血液流动，向器官、组织提供充足的血流量，以供应氧和各种营养物质，并带走代谢的终产物，如二氧化碳、尿素和尿酸等，使细胞维持正常的代谢和功能。体内各种内分泌的激素和一些其它体液因素，也要通过血液循环将它们运送到靶细胞，实现机体的体液调节，维持机体内环境的相对恒定。此外，血液防卫机能的实现，以及体温相对恒定的调节，也都要依赖血液在血管内不断循环流动，而血液的循环是由于心脏"泵"的作用实现的。心脏是人体的发动机，人体的动作都是收心脏发出的；心脏又好比是一个强健的、不知疲倦的、努力工作的超级　水泵。总之，心脏是生命的核心。

# 血液与血液循环

血液是流动在心脏和血管内的不透明红色液体，主要成分为血浆、血细胞。血液属于结缔组织，血液中含有各种营养成分，如无机盐、氧，以及细胞代谢产物、激素、酶和抗体等，有营养组织、调节器官活动和防御有害物质的作用。血液有四种成分组成：血浆，红细胞，白细胞，血小板。血浆约占血液的55%，是水，糖，脂肪，蛋白质，钾盐和钙盐的混合物。血细胞组成血液的另外45%。

血液分静脉血和动脉血。动脉血在体循环（大循环）的动脉中流动的血液以及在肺循环（小循环）中从肺回到左心房的肺静脉中的血液。动脉血含氧较多，含二氧化碳较少，呈鲜红色。静脉血血液中含较

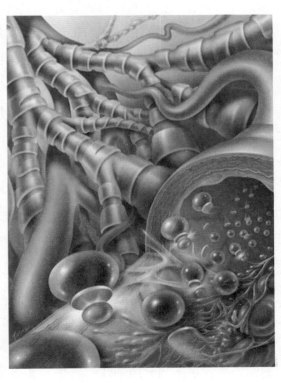

人体奔腾的血液

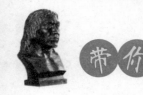 

多二氧化碳的血液，呈暗红色。注意并不是静脉中流的血是静脉血，动脉血中流的是动脉血，因为肺动脉中流的是静脉血，肺静脉中流的是动脉血。

人体内的血液量大约是体重的7%～8%，如体重60公斤，则血液量约4200～4800毫升。各种原因引起的血管破裂都可导致出血，如果失血量较少，不超过总血量的10%，则通过身体的自我调节，可以很快恢复；如果失血量较大，达总血量的20%时，则出现脉搏加快，血压下降等症状；如果在短时间内丧失的血液达全身血液的30%或更多，就可能危及生命。人体各器官的生理和病理变化，往往会引起血液成分的改变。因而通过血液检查可以进行人体健康的诊断。

血液循环是指由于心脏节律性的搏动推动血液在心血管系统中按一定方向循环往复地流动。血液循环是英国哈维于1628年提出的科学概念。然而限于当时的条件，他并不完全了解血液是如何由动脉流向

静脉的。1661年意大利马尔庇基在显微镜下发现了动、静脉之间的毛细血管，从而完全证明了哈维的正确推断。动物在进化过程中，血液循环的形式是多样的。循环系统的组成有开放式和封闭式；循环的途径有单循环和双循环。

人类血液循环是封闭式的，由体循环和肺循环两条途径构成的双循环。血液由左心室射出经主动脉及其各级分支流到全身的毛细血管，在此与组织液进行物质交换，供给组织细胞氧和营养物质，运走二氧化碳和代谢产物，动脉血变为静脉血；再经各级静脉汇合成上、下腔静脉流回右心房，这一循环为体循环。血液由右心室射出经肺动脉流到肺毛细血管，在此与肺泡气进行气体交换，吸收氧并排出二氧化碳，静脉血变为动脉血；然后经肺静脉流回左心房，这一循环为肺循环。

血液循环系统是血液在体内流动的通道，分为心血管系统和淋巴系统两部分。淋巴系统是静脉系

统的辅助装置。血液循环系统由血液、血管和心脏组成。一般所说的循环系统指的是心血管系统。心血管系统是由心脏、动脉、毛细血管及静脉组成的一个封闭的运输系统。由心脏不停的跳动、提供动力推动血液在其中循环流动，为机体的各种细胞提供了赖以生存的物质，包括营养物质和氧气，也带走了细胞代谢的产物二氧化碳。因此，维持血液循环系统于良好的工作状态，是机体得以生存的条件，而其中的核心是将血压维持在正常水平。

人体的循环系统由体循环和肺循环两部分组成。体循环开始于左心室。血液从左心室搏出后，流经主动脉及其派生的若干动脉分支，将血液送入相应的器官。动脉再经多次分支，管径逐渐变细，血管数目逐渐增多，最终到达毛细血管，在此处通过细胞间液同组织细胞进行物质交换。血液中的氧和营养物质被组织吸收，而组织中的二氧化碳和其他代谢产物进入血液中，变

动脉血为静脉血。此间静脉管径逐渐变粗，数目逐渐减少，直到最后所有静脉均汇集到上腔静脉和下腔静脉，血液即由此回到左心房，从而完成了体循环过程。

肺循环自右心室开始。静脉血被右心室搏出，经肺动脉到达肺泡周围的毛细血管网，在此排出二氧化碳，吸收新鲜氧气，变静脉血为动脉血，然后再经肺静脉流回左心房。左心房的血再入左心室，又经大循环遍布全身。这样血液通过体循环和肺循环不断地运转，完成了血液循环的重要任务。

总的说来，血液循环路线是：左心室→（此时为动脉血）→主动脉→各级动脉→毛细血管（物质交换）→(物质交换后变成静脉血)→各级静脉→上下腔静脉→右心房→右心室→肺动脉→肺部毛细血管（物质交换）→（物质交换后变成动脉血）→肺静脉→左心房→最后回到左心室,开始新一轮循环。其中，从左心室开始到右心室被称为血液体循环，从肺动脉开始到左心

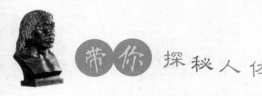
房被称为血液肺循环。其中，肺循环的路线是：右心室—肺动脉—肺中的毛细管网—肺静脉—左心房。

体循环的路线是：左心室—主动脉—身体各处的毛细管网—上下腔静脉—右心房。

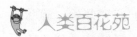

## 保护心脏的方法

（1）控制体重。体重增加，胆固醇与冠心病的危险增加。糖尿病的高血压病人比没有糖尿病的高血压病人冠心病患病率增加1倍。

（2）戒烟。烟草中的烟碱可使心跳加快、血压升高、心脏耗氧量增加、血管痉挛、血液流动异常以及血小板的粘附性增加。吸烟是造成心绞痛发作和突然死亡的重要原因。

（3）戒酒。醇对心脏具有毒害作用，过量的乙醇摄入能降低心肌的收缩能力。酗酒不仅加重心脏的负担，甚至会导致心律失常，影响脂肪代谢，促进动脉硬化形成。

（4）改善生活环境。污染严重及噪音强度较大的地方，可诱发心脏病。

（5）避免拥挤。无论是病毒性心肌炎、扩张型心肌病，还是冠心病、风心病，都与病毒感染有关，因此要注意避免到人员拥挤的地方去，尤其是在感冒流行季节。

（6）合理饮食。高脂血症、不平衡膳食、糖尿病和肥胖都和膳食营养有关，原则上应做到"三低"，即低热量、低脂肪、低胆固醇。

（7）适量运动。积极参加适量的体育运动，有利于增强心脏功能，

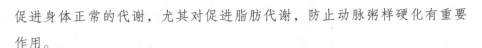

促进身体正常的代谢，尤其对促进脂肪代谢，防止动脉粥样硬化有重要作用。

（8）规律生活。生活有规律，心情愉快，避免情绪激动和过度劳累。

# 人体血小板的功能

血小板是哺乳动物血液中的有形成分之一，形状不规则，无细胞核，有质膜，一般呈圆形，体积小于红细胞和白细胞。直到1882年意大利医师比佐泽罗发现它们在血管损伤后的止血过程中起着重要作用，才首次提出血小板的命名。血小板在止血、伤口愈合、炎症反应、血栓形成及器官移植排斥等中有重要作用。血小板只存在于哺乳动物血液中。血小板结构由外向内为3层结构，即由外膜、单元膜及膜下微丝结构组成的外围为第1层；第2层为凝胶层，电镜下见到与周围平行的微丝及微管构造；第3层为微器官层，有线粒体、致密小体、残核。

人体血小板由骨髓造血组织中的巨核细胞产生。多功能造血干细胞在造血组织中经过定向分化形成原始的巨核细胞，又进一步成为成熟的巨核细胞。新生成的血小板先通过脾脏贮存。贮存的血小板可与进入循环血中的血小板自由交换，以维持血中的正常量。血小板寿命约7~14天，衰老的血小板大多在脾脏中被清除。血小板的功能主要是促进止血和加速凝血，同时维护毛细血管壁完整性，还有营养和支持毛细血管内皮细胞的作用，使毛细血管的脆性减少，有吞噬病毒、细菌和其他颗粒物的功能。血小板数量、质量异常，可引起出血性疾

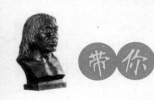
病，如血小板减少性紫癜，脾功能亢进，再生障碍性贫血和白血病等。

血小板是血液中体积最小的血细胞。具体来说，血小板的作用有：一是收缩血管，有助于暂时止血。血小板的止血作用，是通过其释放的血管收缩物质、血小板粘聚成团堵塞损伤的血管和促进凝血实现的。二是形成止血栓，堵塞血管破裂口。血小板容易粘附和沉积在受损血管所暴露出来的胶原纤维上，聚集成团,形成止血栓；血栓直接堵塞在血管裂口处，除了起栓堵作用外，还可维护血管壁的完整性。三是释放促使血液凝固的物质，在血管破裂处加速形成凝血块。四是释放抗纤溶因子，抑制纤溶系统的活动。血浆中的纤维蛋白在纤溶系统的作用下，容易降解。由于血小板含有抗纤溶因子、抑制了纤溶系统的活动，使形成的血凝块不致于崩溃。五是营养和支持毛细血管内皮。六是促进血液循环。

# 人体血管系统的结构

血液循环系统是血液在体内流动的通道，分为心血管系统和淋巴系统两部分。淋巴系统是静脉系统的辅助装置。统由血液、血管和心脏组成。一般所说的循环系统指的是心血管系统。心血管系统是由心脏、动脉、毛细血管及静脉组成的一个封闭的运输系统。由心脏不停的跳动、提供动力推动血液在其中循环流动，为机体的各种细胞提供了赖以生存的物质，包括营养物质和氧气，也带走了细胞代谢的产物二氧化碳。因此，维持血液循环系统于良好的工作状态，是机体得以生存的条件，而其中的核心是将血压维持在正常水平。

血管系统由动脉、静脉、毛细血管组成。血管不论其为动脉或静脉，口径大或小，其管壁大致都可分为三层：内膜、中膜、外膜。一般来讲，动脉管壁厚，富于弹性，平滑肌较多。自心脏发出的大动脉，弹性纤维最多，富有伸缩性。所以在心脏收缩时能缓冲心脏血液的冲击，当心脏舒张时又能维持血流速度的均衡性。动脉分支愈细，弹性纤维减少，而平滑肌纤维相对增多。平滑肌的收缩和舒张，可以改变血管口径，从而起到调节各器官组织血液的供给作用。

静脉是输送血液返回心脏的管道。静脉较动脉壁薄，口径大，数量多，弹性纤维及平滑肌均少。静脉壁上有静脉瓣，尤其下肢静脉中较多而发达，它能防止血液倒流，使血液向心脏流动。但腹腔内的大静脉，如门静脉，上下腔静脉无静脉瓣，可因腹内压高低影响向静脉血回流。毛细血管，管径最小，分布最广。毛细血管构造简单，仅一层内皮，外有少量疏松结缔组织，因而具有通透性，其通透性可因生理和病理情况而改变。毛细血管在组织内吻合成网，不同器官其密度不同。凡代谢旺盛的，如大脑皮层、肺、肝和肾中，毛细血管丰富。

下面我们就来说一说血管系统的结构和功能。血管壁具有丰富的弹性纤维和平滑肌，使血管能被动的扩展和主动的收缩。动脉、静脉和毛细血管各有其结构特征。动脉与相应的静脉比有较厚的壁，大动脉的弹性纤维和平滑肌成分较多。毛细血管是血管系统中最小的血管，由一层细胞构成。血液与组织间的物质交换都经过毛细血管进行。静脉系统的血量（680毫升）比动脉系统的血量（190毫升）约大3.6倍。由于静脉血系统容量最大，所以也叫容量血管。由于小动脉、微动脉的紧张性变化在外周阻力变化中作用最大，所以也称它们为阻力血管。

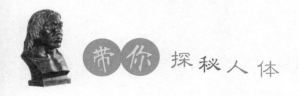
# 人体血管运动的神经调节

血管的收缩和舒张叫做血管运动，支配血管舒缩的神经叫血管运动神经。使血管收缩的神经叫血管收缩神经，简称缩血管神经，使血管舒张的神经叫血管舒张神经，简称舒血管神经。动静脉血管都有神经分布，其中以小动脉、微动脉和动静脉吻合支的神经分布最密，全部血管都有缩血管神经纤维，部分血管兼有收缩和舒张两种神经纤维。

◆ **缩血管神经**

内脏器官和皮肤血管的缩血

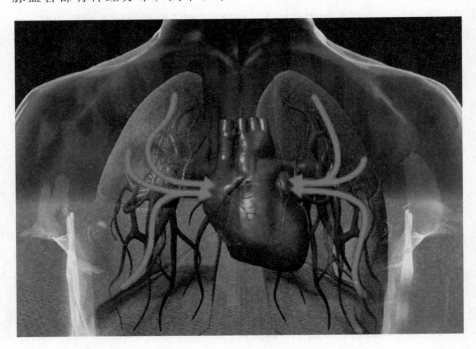

心血管系统

管神经作用最大。缩血管神经属交感神经系统，由肾上腺素能纤维组成。缩血管神经能保持动脉血压的恒定，从而保证各器官组织充足的血液供应。缩血管神经能使血管平滑肌经常保持一定紧张状态。内脏血管的交感纤维的紧张性发放最高，皮肤、骨骼肌血管的有中等度的紧张性发放，而脑部缩血管纤维的紧张性发放最低，所以脑血管较少受到缩血管神经的影响。

◆ 舒血管神经

受刺激后，一般舒张纤维的作用被压抑而只表现收缩反应。但缩血管纤维变性较快，切断后3～4天就失去兴奋的能力，而舒血管纤维切断6～10天仍能兴奋。一般传出神经都含有血管舒张和收缩两种纤维。舒血管神经来源于：一是副交感舒血管神经。是主要的舒血管神经。其中面神经和吞咽神经的舒张纤维支配唾液腺、泪腺、舌及口腔和咽部粘膜等区域的血管；盆神经的副交感舒血管支配直肠、膀胱和外生殖器等部的血管。二是交感舒血管神经。支配骨骼肌血管的交感神经干中除缩血管纤维外，还有舒血管纤维。这种纤维的来源虽是交感神经，但却能使血管舒张，其递质也是乙酰胆碱，所以叫做胆碱能交感舒血管纤维。三是背根逆向传导的舒血管作用。切断脊神经背根，刺激其外周端，冲动可以逆向传导到外周引起所支配皮肤血管的舒张反应。

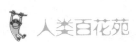

## 血管运动中枢

中枢神经系统中调节血管运动的神经细胞群叫血管运动中枢。它的

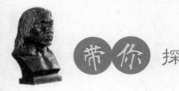

高级中枢在大脑皮层，低级中枢在皮层下从下丘脑直到脊髓。血管运动中枢与心搏调节中枢的活动关系非常密切。心搏加速反射常伴有血管收缩反射；心搏减慢的反射多伴有血管舒张反射。另外，小脑、中脑受刺激时都能引起血管运动反应，刺激小脑前叶皮层可抑制血管运动中枢。下丘脑是更重要的植物性神经中枢，是体温调节中枢，对血管紧张性收缩的影响是体温调节机制中的一个重要部分。大脑皮层是调节整合血管运动的最高级中枢。

血管运动中枢包括：（1）脊髓血管运动中枢。位于脊髓的胸1至腰2节段之间，由胸腰部心交感和缩血管神经元组成，能整合各路神经冲动，使脊髓动物保持较高的血压。（2）延髓血管运动中枢。血中二氧化碳过多，加强血管收缩中枢兴奋，使血管收缩，血压升高；二氧化碳过少，降低收缩中枢的兴奋，血管舒张，血压下降。延髓与脊髓血管运动中枢都能对血中二氧化碳过多产生加压反射，在血压调节机制中最重要。（3）延髓以上的血管运动中枢。中脑和前脑都有血管运动中枢。大脑皮层发育不全的新生儿，间脑在循环调节中起主导作用。发育完善的大脑皮层对血液循环具有最强的调节整合作用，大脑皮层通过条件反射的建立控制着心血管系统的活动，使血液循环能迅速适应各种复杂的生存条件。

# 血浆、淋巴和组织液

血浆相当于结缔组织的细胞间质，是血液的重要组成部分，呈淡黄色液体。血浆中，水分占90%～92%，溶质以血浆蛋白为主。血浆蛋白是分为白蛋白、球蛋白和纤维蛋白原。血浆蛋白质的功能有：维持血浆胶体渗透压；组成血液缓冲体系，参与维持血液酸碱平衡；运输营养和代谢物质，血浆蛋白质为亲水胶体；营养功能，血浆蛋白分解产生的氨基酸，可用于合成组织蛋白质或氧化分解供应能量；参与凝血和免疫作用。血浆是离开血管的全血经抗凝处理后，通过离心沉淀，所获得的不含细胞成分的液体，其中含有纤维蛋白原，具有凝血作用。总之，血浆的主要作用是运载血细胞，运输维持人体生命活动所需的物质和体内产生的废物等。

淋巴，也叫淋巴液，是人和动物体内的无色透明液体，内含淋巴细胞，由组织液渗入淋巴管后形成。淋巴管是结构跟静脉相似的管子，分布在全身各部。淋巴在淋巴管内循环，最后流入静脉，是组织液流入血液的媒介。淋巴结存在于哺乳动物和人体中的一种淋巴结构，多为卵圆形。分散在全身各处淋巴回流的通路上，如颈、腋下、腹股沟、腘、肘、肠系膜及肺门等处。淋巴结与淋巴管相连通，是淋巴回流的重要滤器，也是机体产生免疫反应的重要场所。淋巴组织，又称免疫组织，是以网状组织为基础，网孔中充满大量的淋巴细胞和一些巨噬细胞、浆细胞等。淋巴组织有两种形态。淋巴细胞是白细胞的一种，由淋巴器官产生，机体免疫应答功能的重要细胞成分。

淋巴器官分为中枢淋巴器官（初级淋巴器官）和周围淋巴器官（次级淋巴器官）两类。前者包括胸腺、腔上囊、骨髓；后者包括脾、淋巴结等。身体里有很多淋巴管，这些淋巴管就好象血管一样遍布全身各个部分，在淋巴管里流动着淋巴液。而人体的淋巴系统，起着帮助血液循环的用途。在人体抗御力下降的时候，如果抓破了皮肤，或长了手癣、脚癣、疖子等，此时皮肤表面就能看到一条或者几条红线，这就是造成发炎的淋巴管。生了

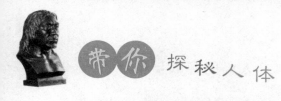
这种病，要及时到医院治疗。

组织液是存在于组织间隙中的体液，是细胞生活的内环境。为血液与组织细胞间进行物质交换的媒介。绝大部分组织液呈凝胶状态，不能自由流动。凝胶中的水及溶解于水和各种溶质分子的弥散运动并不受凝胶的阻碍，仍可与血液和细胞内液进行物质交换。凝胶的基质主要是透明质酸。邻近毛细血管的小部分组织液呈溶胶状态，可自由流动。组织液是血浆在毛细血管动脉端滤过管壁而生成的，在毛细血管静脉端，大部分又透过管壁吸收回血液。除大分子的蛋白质以外，血浆中的水及其他小分子物质均可滤过毛细血管壁以完成血液与组织液之间的物质交换。总的说来，组织液是血浆从毛细血管壁滤过而形成的，除不含大分子蛋白质外，其它成分基本与血浆相同。

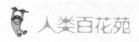
人类百花苑

## 血管运动反射

心血管系统中很多部位分布着压力感受器。当受到机械刺激时都能引起血管的反射性运动导致动脉血压的改变，其中以颈动脉窦和主动脉弓区最为敏感，二区受刺激之后可以引起减压反射。血管运动反射分为：（1）罗文氏反射。1866年，罗文发现刺激一个肢体或某一器官的传入神经时，该肢体或器官的血管舒张而其他部位的血管收缩，同时动脉血压上升，叫做罗文氏反射。（2）迷走加压反射。腔静脉内血压下降可以刺激迷走神经加压纤维末梢，引起血管床的广泛收缩导致的反射性血压升高。这一反射多见于大失血，此时静脉压降低，如迷走神经完整无损，由此反射的作用动脉血压可不下降或下降不多。

# 第九章

人类的泌尿与内分泌系统

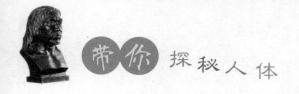

　　人类的泌尿系统由肾、输尿管、膀胱和尿道组成。其中，肾位于腹后壁脊柱两侧，后面贴腹后壁肌，前面被腹膜覆盖，左右各一。肾表有三层膜，由外向内分别为肾筋膜、脂肪囊、纤维囊。肾呈蚕豆形，内侧缘中部有血管、淋巴管、神经和肾盂出入称肾门；出入肾门的结构合称肾蒂；由肾门向肾内续于肾窦。窦内有肾动脉、肾静脉、肾小盏、肾大盏。肾小盏呈漏斗状，紧紧包绕着肾乳头，肾小盏集合成肾大盏，大盏合并成漏斗形的肾盂，出肾门后续于输尿管。输尿管长约30厘米，分三段，即腹段、盆、壁内段，有与生殖腺血管交叉、与髂外血管交叉、与子宫动脉（输精管）交叉的三个交叉。膀胱上连输尿管，下接尿道，位于小骨盆腔内，前为耻骨联合，后方在男性有精囊腺、输精管和直肠，在女性有子宫和阴道。膀胱分膀胱尖、膀胱底、膀胱体、膀胱颈。尿道是排尿管道的最后一段，由膀胱下口开始，末端直接开口于体表。男性尿道细、长、曲，女性尿道短、阔、直。

　　内分泌系统由内分泌腺构成，腺体的分泌物称激素。对整个机体的生长、发育、代谢和生殖起着调节作用。人体主要的内分泌腺有甲状腺、甲状旁腺、肾上腺、垂体、松果体、胰岛、胸腺和性腺等。内分泌系统是机体的重要调节系统，与神经系统相辅相成，共同调节机体的生长发育和各种代谢，维持内环境的稳定，并影响行为和控制生殖。内分泌系统由内分泌腺和分布于其它器官的内分泌细胞组成。内分泌腺的结构特点是：腺细胞排列成索状、团状或围成泡状，不具排送分泌物的导管，毛细血管丰富。内分泌细胞分泌的每种激素作用于一定器官或器官内的某类细胞，称为激素的靶器官或靶细胞。接下来，本章就来分别说一说人类的泌尿系统和内分泌系统。

# 人体的清洁机——肾脏

肾脏是人体的重要器官，是成对的扁豆状器官，新鲜肾呈红褐色，质柔软，表面光滑。肾的大小因人而异，男性的肾略大于女性。肾位于腹膜后脊柱两旁浅窝中，长10～12厘米、重120～150克；左肾较右肾稍大；肾紧贴腹后壁，居腹膜后方。左肾上端平第11胸椎下缘，下端平2腰椎下缘。右肾比左肾低半个椎体。临床上常将竖脊肌外侧缘与第12肋之间的部位，称为肾区。当肾有病变时，触压或叩击该区，常有压痛或震痛。

肾脏可分为内、外侧两缘，前、后两面和上、下两端。肾的外侧缘隆凸，内侧缘中部凹陷，称肾门，是肾盂、血管、神经、淋巴管出入的门户。这些出入肾门的结构，被结缔组织包裹，合称肾蒂。由肾门凹向肾内，有一个较大的腔，称肾窦。肾窦由肾实质围成，窦内含有肾动脉、肾静脉、淋巴管、肾小盏、肾大盏、神经、肾盂和脂肪组织等。肾脏内部的结构，分为肾实质和肾盂两部分。肾单位是肾脏结构和功能的基本单位。每个肾单位由肾小体和肾小管组成。肾小体内有一个毛细血管团，称为肾小球，是个血管球，由肾动脉分支形成。肾小球外有肾小囊包绕。肾小囊分两层，两层之间有囊腔与肾小管的管腔相通。肾小管汇成集合管。若干集合管汇合成乳头管，尿液由此流入肾小盏。

肾脏的基本功能是生成尿液，借以清除体内代谢产物及某些废物、毒物，同时经重吸收功能保留水份及其他有用物质，如葡萄糖、蛋白质、氨基酸、钠离子、钾离子、碳酸氢钠等，以调节水、电解

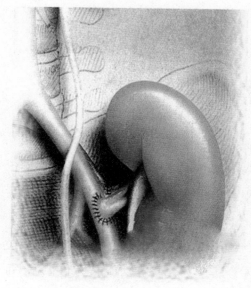

肾

陈代谢得以正常进行。具体来说，肾脏有三大功能：一是生成尿液、排泄代谢产物。机体在新陈代谢过程中产生多种废物，绝大部分废物通过肾小球血滤过、肾小管的分泌，随尿液排出体外；二是维持体液平衡及体内酸碱平衡。肾脏通过肾小球的滤过，肾小管的重吸收及分泌功能，排出体内多余的水分，调节酸碱平衡，维持内环境的稳定；三是进行内分泌，如分泌肾素、前列腺素、激肽来调节血压。分泌促红细胞生成素，刺激骨髓造血等等，以保证机体内环境稳定。

质平衡及维护酸碱平衡。肾脏同时还有内分泌功能，生成肾素、促红细胞生成素、活性维生素$D_3$、前列腺素、激肽等。肾脏的这些功能，保证了机体内环境的稳定，使新

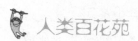
人类百花苑

**保护肾脏的措施**

（1）冬天注意保暖。冬天低温容易使肾脏出问题。

（2）不乱吃药。许多止痛药、感冒药和中草药都有肾脏毒性；对抗生素、止痛药也应知道其副作用。

（3）不暴饮暴食。吃太多蛋白质和盐分，会加重肾脏负担。此外运动饮料对肾病人也有害。

（4）治疗感冒。若感冒去了又来，或感冒后有高血压、水肿、解小便有泡泡等症状，最好进行医学检查。

（5）适量饮水、不憋尿。尿液潴留在膀胱，就如同下水道阻塞后容易繁殖细菌一样，细菌会经由输尿管感染肾脏。

（6）控制糖尿病和高血压。血压控制不好、糖尿病太久，都会造成血管硬化。血糖血压控制不好，肾脏坏得快。

（7）定期检查。最好每半年做一次尿液和血液肌酸酐和尿素氮检查。女性怀孕时肾脏负担会加重，应该监测肾功能，以免因妊娠毒血症而变成尿毒症。


# 人体烽火台——淋巴结

淋巴结，呈豆形，位于淋巴管行进途中，是产生免疫应答的重要器官。正常人浅表淋巴结很小，直径多在0.5厘米以内，表面光滑、柔软，与周围组织无粘连。淋巴结遍布全身，只有比较表浅的部位才可触及，如颈部、颌下、锁骨上窝、腋窝、腹股沟等部位最易摸到。当淋巴结肿大时，可摸到皮肤下有圆形、椭圆形或条索状的结节。从结构上来说，淋巴结的一侧隆凸，连接数条输入淋巴管，另一侧凹陷，有输出淋巴管和神经、血管出进。淋巴结表面包有被膜，被膜下为皮质区。淋巴结的中心及门部为髓质区。皮质区有淋巴小结、弥散淋巴组织和皮质淋巴窦。髓质包括由致密淋巴组织构成的髓索和髓质淋巴

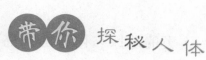

窦。淋巴窦的窦腔内有许多淋巴细胞和巨噬细胞。淋巴结的主要功能是滤过淋巴液，产生淋巴细胞和浆细胞，参与机体的免疫反应。

当淋巴结肿大或疼痛，表示其属区范围内的器官有炎症或其他病变。如在颌下摸到肿大的淋巴结，表示口腔内有病变；颈部出现成患的球状隆起，首先应考虑到颈淋巴结核；腋窝部淋巴结肿大，常表示上肢或乳房有疾患；腹股沟淋巴肿大，是下肢、臀部有感染性疾病的信号；左锁骨上淋巴结肿大，表示腹腔内有癌细胞沿胸导管上转移，如肝癌、胃癌、结肠癌；右锁骨上淋巴结肿大，表示胸腔内有癌细胞沿右侧淋巴管向上转移，如肺癌、食道癌等；患淋巴性白血病时，全身各处淋巴结均表现肿大。能引起淋巴结反应性增生的还有病毒、某些化学药物、代谢的毒性产物、变性的组织成分及异物等。癌症经淋巴转

移时，也会引起淋巴结肿大。总之，当人体局部感染时，细菌、病毒或癌细胞等可沿淋巴管侵入，引起局部淋巴结肿大。"淋巴结"是人体健康警报的人体烽火台。

"淋巴结"的主要功能是滤过淋巴液，产生淋巴细胞和浆细胞，参与机体的免疫反应。（1）过淋巴液。病原体侵入皮下或粘膜后，易进入毛细淋巴管回流入淋巴结。当淋巴缓慢地流经淋巴窦时，巨噬

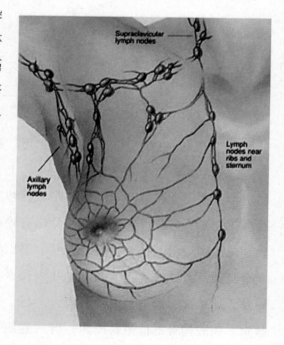

哨兵淋巴

细胞可清除其中的异物，但对病毒及癌细胞的清除率常很低。（2）进行免疫应答。抗原进入淋巴结后，巨噬细胞和交错突细胞可捕获与处理抗原，使相应特异性受体的淋巴细胞发生转化。引起体液免疫应答时，淋巴小结增多增大，髓索内浆细胞增多。引起细胞免疫应答时，效应性T细胞输出增多。淋巴结内的T细胞约占淋巴细胞总数的75%。淋巴结内细胞免疫应答和体液免疫应答常同时发生。

# 人体中的甲状腺

甲状腺是脊椎动物非常重要的腺体，属于内分泌器官，位于颈部甲状软骨下方，气管两旁，"喉结"的下方约2～3厘米处，在吞咽东西时可随其上下移动。人类的甲状腺形似蝴蝶，犹如盾甲，因此得名甲状腺。甲状腺是人体最大的内分泌腺体，由两侧叶和峡部组成，平均重量20～25g，女性略大略重。甲状腺血液供应有上下左右四条动脉，血供丰富。甲状腺的基本构成单位是腺泡，对碘有很强的聚集作用，全身含碘量的90%都集中在甲状腺。甲状腺的前面由浅入深依次为皮肤、浅筋膜、颈筋膜浅层、舌骨下肌群和气管前筋膜。甲状腺叶的后内侧与喉、气管、咽、食管，以及喉返神经等相毗邻；其后外侧与颈动脉鞘、鞘内的颈总动脉、颈内静脉和迷走神经相邻。当甲状腺肿大时，可出现HORNER综合征，瞳孔缩小，上睑下垂，眼球内陷。

甲状腺外覆有纤维囊，称甲状腺被囊，此囊伸入腺组织将腺体分成大小不等的小叶，囊外包有颈深筋膜，在甲状腺侧叶与环状软骨之间常有韧带样的结缔组织相连接。在青春期时，甲状腺发育成熟。女

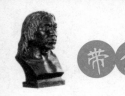
性的甲状腺比男性的稍大一些。甲状腺由许多滤泡组成。腺上皮细胞是甲状腺激素合成和释放的部位，滤泡腔内充满均匀的胶性物质，是甲状腺激素复合物，也是甲状腺激素的贮存库。腺体活动减弱时，腺上皮细胞呈扁平状，滤泡腔内贮存物增加；活动亢进，腺泡上皮呈柱状，滤泡腔内贮存物减少。

甲状腺和神经系统紧密联系，相互作用，相互配合，被称为两大生物信息系统，没有它们的密切配合，机体的内环境就不能维持相对稳定。内分泌系统包括许多内分泌腺，甲状腺是人体内分泌系统中最大的内分泌腺，它受到神经刺激后分泌甲状腺激素，作用于人体相应器官而发挥生理效应。人体中的甲状腺受颈交感神经节的交感神经和迷走神经支配，主要功能是合成甲状腺激素，调节机体代谢。甲状腺分泌甲状腺素（又名四碘甲腺原氨酸）和三碘甲腺原氨酸两种。甲状腺腺细胞有很强的摄取碘的能力。甲状腺功能亢进，泵碘能力超过正

常，摄入碘量增加；低下时则低于正常，摄入碘量减少。

甲状腺激素是甲状腺分泌的激素。其生理功能主要有：一是促进新陈代谢。主要是促进蛋白质合成，特别是使骨、骨骼肌、肝等蛋白质合成明显增加，这对生长、发育具有重要意义。在糖代谢方面，甲状腺激素有促进糖的吸收，肝糖元分解的作用。同时它还能促进外周组织对糖的利用。总之，它加速了糖和脂肪代谢，特别是促进许多组织的糖、脂肪及蛋白质的分解氧化过程，从而增加机体的耗氧量和产热量。二是促进生长发育。对长骨、脑和生殖器官的发育生长至关重要，尤其是婴儿期。此时缺乏甲状腺激素则会患呆小症。甲状腺激素主要促进骨骼、脑和生殖器官的生长发育。因而新生儿甲状腺功能低下时，应在一岁之内适量补充甲状腺激素，这对中枢神经系统的发育和脑功能的恢复有效。三是提高中枢神经系统的兴奋性。此外，甲状腺激素还有加强和调控其它激素

的作用及加快心率、加强心缩力和加大心输出量等作用。

甲状腺激素的失衡，会造成甲亢、甲减。其中在饮食上，甲亢需慎用含碘过高食物，饮食中大量摄碘，如海带、海藻、昆布等会影响健康；应禁忌辛辣食物，如辣椒、韭菜、生葱、生姜、生蒜等，以及热性食物，如桂皮、生姜、羊肉、狗肉、鹿肉、麻雀、海虾、海马、海参等；应禁忌避免煎、炸、烧、烤食物，禁烟戒酒。而甲减属于甲状腺功能减退症，饮食应以温阳补虚食品为要，禁忌过食生冷，如冰激凌、冰棒、冰水、冰镇食品等。另外，甲状腺功能减退症，多合并血清胆固醇升高，所以应适当调控脂类物质的摄取。

**人类百花苑**

## 甲状腺肿病人食疗方

（1）绿豆海带汤：海带30克，绿豆60克，大米30克，陈皮6克，红糖60克。将海带泡软洗净切丝。沙锅内加清水，放入大米、绿豆、海带、陈皮，煮至绿豆开花为宜，加入红糖溶匀服食。不喜甜食者可酌加食盐调味。主治青春期甲状腺功能亢进、缺乏碘性甲状腺肿大。

（2）海星带煲瘦肉：海星1个，瘦肉60克，红枣5枚。将海星洗净斩块，瘦肉切块，红枣去核，一起放进锅内煲汤。至热加盐，饮汤吃肉，常服有效。主治一般甲状腺肿初起。

（3）紫菜煲贴贝：干贴贝（淡菜）60克，紫菜15克。紫菜清水洗净，贴贝清水浸透，入瓦锅内清水同煲，调味后吃肉饮汤。主治一般甲状腺肿初起。

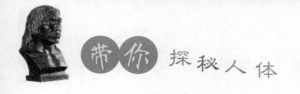
# 体中的输尿管和尿道

输尿管位于腹膜后，为一肌肉粘膜所组成管状结构，上起自肾盂，下终止于膀胱三角。男性管长平均为28厘米，女性管长平均为26厘米。输尿管分为上、中、下三段，也称为腹段、盆段、膀胱段。其中，腹段自肾盂输尿管交界处，到跨越髂动脉处；盆段自髂动脉到膀胱壁；膀胱段自膀胱壁内斜行至膀胱粘膜、输尿管开口。输尿管按其走形位置，可分为输尿管腹部、输尿管盆部、输尿管壁内部；有三个狭窄，即输尿管起始处、跨越小骨盆入口处、斜穿膀胱壁处。总的来说，输尿管左右各一条，中端起于肾盂，在腰大肌表面下降，跨越髂总动脉和静脉，进入盆腔，沿盆腔壁下降，跨越骶髂关节前上方，在坐骨棘转折向内，斜行穿

膀胱壁，开口于膀胱。输尿管的膀胱连接处有一种特殊结构，即瓦耳代尔鞘，能有效地防止膀胱内尿液返流到输尿管。输尿管的功能是输送尿液。

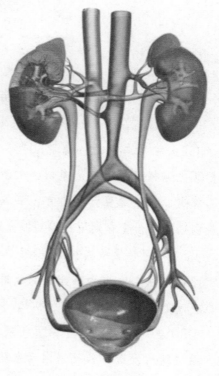

输尿管图

输尿管管壁为三层组织构成。最外系筋膜组织，包围着整个肾盂和输尿管，其中有丰富的血管和神经纤维；中间为三层肌肉，其内外层为纵行肌，中层为环形肌；最里为粘膜层，与肾盂及膀胱粘膜是连贯的。粘膜下层有丰富的网状淋巴管，是肾脏向下、膀胱向上感染的途径之一。另外，人体中的右侧输尿管腹段，在腹膜后沿腰大肌前面下降，然后通过肠系膜根部及回肠末端进入盆腔，其开始部分位于十二指肠下降部及横部后方，在十二指肠和空回肠系膜之间。这一段输尿管，由精索右结肠及回结肠血管在其前面越过，在髂窝中则与阑尾相近。因此，盲肠后位的阑尾炎，常引起右输尿管炎，在尿中可出现红细胞及脓细胞。而人体中的左侧输尿管前面为左结肠动脉，左精索内动脉和乙状结肠系膜所穿过，肠系膜下动脉则在其内侧与之平行降入盆腔。

人体中上1/3输尿管的血液供应由肾动脉分支供应，中1/3由腹主动脉、髂总动脉、精索内动脉或子宫动脉供应，下1/3由膀胱下动脉供应。输尿管神经为自主神经，来自肾及腹下神经丛，网状分布于输尿管结缔组织中，然后再进入肌肉层。神经节细胞大多数再输尿管下端见到，少数在上端，中段则极少。肾盂输尿管的主要作用，是将肾脏所排泄的尿液引入膀胱。输送尿液的力量是滤过压及肾盂，输尿管平滑肌收缩的作用。女性输尿管的路径和男性相同，不过其毗邻组织有所不同。女性输尿管在跨过髂动脉后，从盆腔边缘沿着卵巢动脉内侧进入盆腔，在盆腔内再由髂内动脉前面、卵巢动脉下面、闭孔动脉、膀胱动脉内侧走向中线，再沿着阔韧带基底部、子宫动脉内侧及下面进入膀胱。手术或做子宫切除、结扎卵巢动脉或子宫动脉时，最容易误伤该段输尿管。

尿道是从膀胱通向体外的管道。男性尿道细长，长约18厘米，起自膀胱的尿道内口，上于尿道外口，行程中通过前列腺部、膜部和阴茎海绵体部，男性尿道兼有排尿、排精功能。女性尿道粗而短，长约5厘米，起于尿道内口，经阴道前方，开口于阴道前庭。具体来说，男性尿道起于尿道内口，止于阴茎头尖端的尿道外口，全程分为三部：前列腺部（穿过前列腺的部分）、膜部（穿过尿生殖膈的部分）和海绵体部（穿过尿道海绵体的部分），临床上将前列腺部和膜部全称为后尿道，海绵体部称为前尿道。男性尿道全程有三处狭窄和二个弯曲。三个狭窄是尿道内口、膜部和尿道外口。二个弯曲分别位于耻骨联合下方和耻骨联合前下方。男性的尿道长且弯曲，意味着男性排尿的途径长一些，弯一些，排尿更困难一些。

女性尿道甚短，平均为3.5厘米，易于扩张，没有弯曲，在阴道之前耻骨联合之后，自膀胱颈部开始向下向前止于尿道口。女性尿道可分为上中下三部：上部的组织结构，和膀胱颈部是一致的。中部尿道在平滑肌层之外，还有随意环形肌。下部尿道即尿道开口部，无肌肉，只有二层三角韧带纤维组织。尿道腺在女性尿道中是十分丰富的，最明显的是尿道旁腺，这些腺体含有分泌粘液的柱状上皮。在尿道粘膜下有许多淋巴管和淋巴腺，引流淋巴至两侧腹股沟及腹下淋巴结。一般说来，女性的膀胱下动脉供应上部尿道的血液，阴道动脉供应中部尿道的血液，阴部内动脉供应下部尿道的血液。女性尿道主要功能是排尿和分泌粘液。此外提肛肌、会阴深层肌肉和三角韧带，对女性膀胱尿液的控制有辅助作用。

# 体中的膀胱

膀胱为锥体形囊状肌性器官，位于小骨盆腔的前部。成年人膀胱位于骨盆内，为一贮存尿液的器官。婴儿膀胱位于腹部，其颈部接近耻骨联合上缘；到20岁左右，膀胱逐渐降至骨盆内。成人膀胱容量为300～500毫升尿液。膀胱底的内面有三角形区，称为膀胱三角，位于两输尿管口和尿道内口三者连线之间。膀胱的下部，有尿道内口，膀胱三角的两后上角是输尿管开口的地方。空虚时膀胱呈锥体形，充满时形状变为卵圆形。在膀胱与尿道交界处有较厚的环形肌，形成尿道内括约肌。在括约肌收缩能关闭尿道内口，防止尿液自膀胱漏出。

膀胱最下面与耻骨联合、耻骨后脂肪、前膀胱静脉，及部分膀胱盆筋膜相连。膀胱两侧面和提肛肌、闭孔内肌、壁层盆筋膜、膀胱前列腺静脉丛等组织相连。男性膀胱底部和直肠间接相连，中间有精囊、输精管、壶腹及直肠膀胱筋膜，输尿管靠近精囊所在处进入膀胱。女性膀胱后面与子宫膀胱间隙相连，但和子宫体隔开。在这一个腹膜间隙下面，膀胱是与子宫颈、前阴道壁直接相连的。在输尿管外侧，膀胱与前层阔韧带相连，子宫体和底位于膀胱之上。

人体中膀胱的内部分为三角区、三角后区、颈部、两侧壁及前壁。三角区为膀胱内较重要的部分，大半膀胱内病变，均发生在这一区域。两侧输尿管口至膀胱颈之连接线为三角区两侧缘，两输尿管口之间连接线为三角底线。自膀胱三角底线左右角朝上，朝外处条状隆起组织为粘膜下输尿管。膀胱三角之两侧缘为三角区和膀胱两侧壁之分界线，三角底线以外区域为三角后区，其他部分为膀胱前壁。

人体中膀胱的膀胱壁由三层组织组成，分为浆膜层、肌肉层、粘膜下层、粘膜层。其中肌层由平滑肌纤维构成，称为逼尿肌，逼尿肌收缩，可使膀胱内压升高，压迫尿液由尿道排出；浆膜层为蜂窝脂肪组织，包围着膀胱后上两侧和顶部；粘膜层为极薄的一层移行上皮组织，和输尿管及尿道粘膜彼此连贯。粘膜

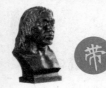
层有腺组织,特别是在膀胱颈部及三角区;粘膜下层具有丰富血管,有弹性的疏松组织,将粘膜和肌肉层彼此紧连着。膀胱底部有一三角形的平滑区,称膀脱三角,其两侧角为左、右输尿管口,下角为尿道内口。两输尿管口之间有呈横向隆起的粘膜皱壁,称输尿管门襞,是寻找输尿管口的重要标志。膀胱三角是膀胱镜检时的重要标志,也是结石和结核的好发部位。

膀胱部位的疾病主要有:一是膀胱炎。是泌尿系统最常见的疾病,以女性多见。膀胱的炎症可分为急性与慢性两种,慢性膀胱炎在机体抵抗力降低或局部病变加重时,可转化成急性发作。二是膀胱癌。膀胱在泌尿道中是个囊,贮存由肾脏产生的尿液。膀胱被衬特殊的过渡细胞,当它受刺激时,外层的过渡细胞增生。这种过程增加了过渡细胞转化成肿瘤的可能,然后繁殖成恶性肿瘤。患膀胱癌的平均年龄是68岁,男性比女性更易得。三是膀胱结石。分为原发性和继发性两种,主要发生于男性。原发性膀胱结石多由营养不良所致,继发性膀胱结石主要继发于良性前列腺增生症。继发性膀胱结石多为草酸钙磷酸钙和尿酸的混合,为多个较小结石。

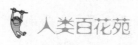
人类百花苑

## 尿石症种类与治疗

尿石症是泌尿系统各部位结石病的总称,分为肾结石、输尿管结石、膀胱结石、尿道结石。临床表现为腰腹绞痛、血尿,或伴有尿频、尿急、尿痛。一般结石位于输尿管中下段较输尿管上段及肾盂内,容易排出；结石小于1厘米者较易排出，1厘米以上者则难排出。手部按摩可使输尿管蠕动加强，排空加快，从而有利于结石的排出。尿路结石分上尿路结石和下尿路结石。上尿路结石如肾结石和输尿管结石，常表现为腰部或腹部疼痛。下尿路结石包括膀胱结石、尿道结石。膀胱结石表现为排尿中断、排尿疼痛；尿道结石表现为排尿困难，呈滴沥状，有时出现尿流中断及尿潴留。女性尿道憩室结石，常有尿频、尿急、尿痛、脓尿、血尿、性交痛。

泌尿系结石的治疗分手术与非手术两类。其中非手术疗法包括药物排石、腔镜取石、体外震波碎石。非手术疗法宜于结石直径小于1厘米、周边光滑、无触目尿流梗阻及腐烂者。另外还有如下方法：大度饮水，如饮用开水或磁化水；作跳跃转动，或对肾下盏内结石行倒立体位及拍击滑动；中草药治疗，常用药物有金钱草、海金沙、瞿麦、扁蓄、车前子、木通、滑石、鸡内金、石苇等；针刺，如针刺肾俞、膀胱俞、三阴交、足三里、水道、天枢等穴位。

# 体中的肾上腺和胰岛

肾上腺是人体重要的内分泌器官，位于两侧肾脏上方的三角形器官。每一个腺体正常情况下，约5克重，而且由皮质或称外部两部分组成。肾上腺左右各一，为肾筋膜和脂肪组织所包裹。左肾上腺呈半月形，右肾上腺为三角形。肾上腺体分肾上腺皮质、肾上腺髓质两部分，周围部分是皮质，内部是髓质。诸如关节炎、哮喘、肺结核、经济压力、职业压力、情感压力、人际压力等，

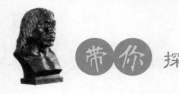

均可对肾上腺产生损伤。

肾上腺素是肾上腺髓质的主要激素。由于肾上腺素能直接作用于冠状血管引起血管扩张，改善心脏供血，因此是一种作用快而强的强心药。肾上腺素还可松弛支气管平滑肌及解除支气管平滑肌痉挛。利用其兴奋心脏收缩血管及松弛支气管平滑肌等作用，可以缓解心跳微弱、血压下降、呼吸困难等症状。肾上腺素的功能主要有：使心脏收缩力上升；使心脏、肝、和筋骨的血管扩张和皮肤、粘膜的血管缩小；在药物上，肾上腺素在心脏停止时用来刺激心脏，或是哮喘时扩张气管。肾上腺能使心肌收缩力加

强、兴奋性增高、传导加速、心输出量增多，对全身各部分血管有收缩或舒张的作用。对皮肤、粘膜和内脏的血管呈现收缩作用；对冠状动脉和骨骼肌血管呈现扩张作用。

去甲肾上腺素是从副肾髓质和肾上腺素一起被提取出来的激素，是从肾上腺素中去掉N-甲基的物质。去甲肾上腺素是一种血管收缩药和正性肌力药。去甲肾上腺素经常会造成肾血管和肠系膜血管收缩。严重低血压和周围血管低阻力是其应用的适应症，其应用的相对适应症是低血容量。但去甲肾上腺素对于缺血性心脏病患者应谨慎应用。去甲肾上腺素渗漏可以造成缺

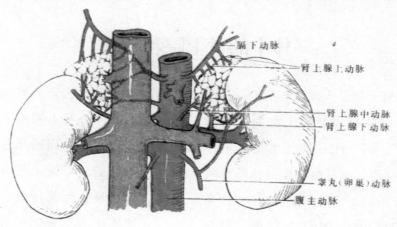

膈下动脉
肾上腺上动脉
肾上腺中动脉
肾上腺下动脉
睾丸（卵巢）动脉
腹主动脉

肾上腺

血性坏死和浅表组织的脱落。

胰岛是胰的内分泌部分，是许多大小不等和形状不定的细胞团，散布在胰的各处。胰岛能分泌胰岛素与胰高血糖素等激素。胰岛产生的胰岛素，可控制碳水化合物的代谢。胰岛素分泌不足则患糖尿病；胰岛素缺乏时，出现脂肪代谢紊乱，脂肪分解增强，血脂升高，引起酮血症与酸中毒。胰岛素是促进合成代谢、调节血糖稳定的主要激素。

胰岛素的作用主要有：一是调节糖代谢。胰岛素能促进组织、细胞对葡萄糖的摄取和利用，加速葡萄糖合成为糖原，贮存于肝和肌肉中，并抑制糖异生，促进葡萄糖转变为脂肪酸，贮存于脂肪组织，导致血糖水平下降。二是调节脂肪代谢。胰岛素能促进肝合成脂肪酸，然后转运到脂肪细胞贮存。胰岛素还促进葡萄糖进入脂肪细胞，除了用于合成脂肪酸外，还可转化为 $\alpha-$磷酸甘油。同时胰岛素还抑制脂肪酶的活性，减少脂肪的分解。

胰高血糖素是一种促进分解代谢的激素，具有很强的促进糖原分解和糖异生作用，使血糖明显升高。胰高血糖素可使心肌细胞内 cAMP 含量增加，心肌收缩增强。胰高血糖素能激活肝细胞的磷酸化酶，加速糖原分解。胰高血糖素还可激活脂肪酶，促进脂肪分解，同时又能加强脂肪酸氧化，使酮体生成增多。另外，胰高血糖素可促进胰岛素和胰岛生长抑素的分泌。胰高血糖素产生代谢效应的靶器官是肝，切除肝或阻断肝血流，这些作用便消失。

# 体中的垂体和松果体

垂体位于丘脑下部的腹侧，卵圆形，是身体内最复杂的内分泌

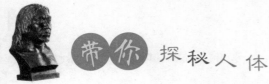
腺。垂体借漏斗与下丘脑相连。垂体是人体最重要的内分泌腺，分前叶和后叶两部分。垂体外包坚韧的硬脑膜，可分为腺垂体和神经垂体两大部分。位于前方的腺垂体来自胚胎口凹顶的上皮囊，腺垂体包括远侧部、结节部和中间部；位于后方的神经垂体较小，由第三脑室底向下突出形成。神经垂体由神经部和漏斗部组成。人体中的垂体能分泌多种激素，如生长激素、促甲状腺激素、促肾上腺皮质激素、促性腺素、催产素、催乳素、黑色细胞刺激素等，还能够贮藏下丘脑分泌的抗利尿激素。这些激素对代谢、生长、发育和生殖等有重要作用；不但与身体骨骼和软组织的生长有关，而且影响甲状腺、肾上腺、性腺的活动。垂体中的神经垂体本身不制造激素，而是起一个仓库的作用。下丘脑的视上核和室旁核制造的抗利尿激素和催产素，通过下丘脑与垂体之间的神经纤维被送到神经垂体贮存起来，当身体需要时就释放到血液中。

垂体各部分都有独自的任务。腺垂体细胞分泌的激素主要有7种，分别为生长激素、催乳素、促甲状腺激素、促性腺激素（黄体生成素和卵泡刺激素）、促肾上腺皮质激素和黑色细胞刺激素。垂体前叶仅有少量自主神经纤维，支配前叶内血管的舒缩；而腺细胞的分泌活动则主要受下丘脑各种激素的调节，并无神经的直接支配。另外，下丘脑通过所产生的释放激素和释放抑制激素，经垂体门脉系统，调节腺垂体内各种细胞的分泌活动。下丘脑分泌的这些激素分别调节远侧部各种腺细胞的分泌活动。其中对腺细胞分泌起促进作用的激素，称释放激素；对腺细胞起抑制作用起抑制作用的称为释放抑制激素。目前已知的释放激素有生长激素释放激素、催乳激素释放激素、促甲状腺激素放激素、促性腺激素释放激素、促肾上腺皮质激素释放激素及黑素细胞刺激素释放激素。释放抑制激素有生长激素释放抑制激素、催乳激素释放抑制激素和黑素细胞刺激素释放抑制激素。

　　垂体中的腺垂体的结构是：其一为远侧部。远侧部的腺细胞排列成团索状，细胞间具有丰富的窦状毛细血管和少量结缔组织。腺细胞分为嗜色细胞和嫌色细胞。嗜色细胞分为嗜酸性细胞、嗜碱性细胞两种。嗜酸性细胞，呈圆形或椭圆形。嗜酸性细胞分为生长激素细胞、催乳激素细胞。生长激素细胞合成和释放的生长激素，能促进体内多种代谢过程，刺激骨增长。幼年时期，生长激素分泌不足可致垂体侏儒症，分泌过多引起巨人症。而催乳激素细胞，女性较多。在妊娠和哺乳期，细胞数量增多并增大，能促进乳腺发育和乳汁分泌。嗜碱性细胞，呈椭圆形或多边形，分为促甲状腺激素细胞、促性腺激素细胞、促肾上腺皮质激素细胞。促甲状腺激素细胞，呈多角形，能促进甲状腺激素的合成和释放。促性腺激素细胞，呈圆形或椭圆形，分泌卵泡刺激素、黄体生成素，分别促进卵泡的发育和精子的发生。促肾上腺皮质激素细胞，呈多角

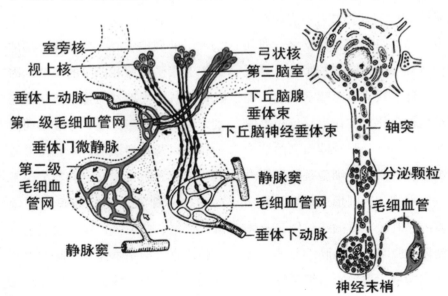

垂体血管分布及其下丘脑关系模式图

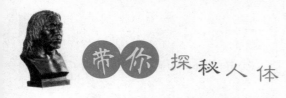
形，分泌促肾上腺皮质激素、促脂素。其二为中间部。只占垂体的2%左右，是个退化的部位，由嫌色细胞和嗜碱性细胞组成。其三为结节部。包围着神经垂体的漏斗，含有很丰富的纵形毛细血管，腺细胞呈索状纵向排列于血管之间，主要是嫌色细胞，其间有少数嗜酸性和嗜碱性细胞。

松果体位于中脑前丘和丘脑之间，为红褐色的豆状小体，因位于第三脑室顶，又称脑上腺。松果体是人体的第三只眼睛，如人们在阳光明媚的日子里会感到心情舒畅、精力充沛、睡眠减少。反之，遇到细雨连绵的阴霾天气则会情绪低沉、郁郁寡欢、常思睡眠。这一现象正是松果体在"作祟"。松果体表面被以由软脑膜延续而来的结缔组织被膜。松果体细胞是松果体内的主要细胞，为圆形或不规则形。胞质内还有较丰富的线粒体、游离核糖体和脂滴。细胞膜常与神经末梢形成突触。神经胶质细胞较少，位于松果体细胞之间。松果体细胞

之间还有一些圆形、卵圆形或不规则形的钙化颗粒，称为脑沙，成分主要为磷酸钙和碳酸钙。脑沙一般出现在青春期后，其量随年龄而增加。松果体的神经主要来自颈交感神经节节后纤维。

松果体的功能主要有：能合成、分泌多种生物胺和肽类物质，调节神经的分泌和生殖系统的功能；影响人的情绪。松果体在特殊酶的作用下转变为褪黑激素。而人体内褪黑激素多时，会心情压抑；人体内的褪黑激素少时，则"人逢喜事精神爽"；松果体是人体"生物钟"的调控中心。松果体分泌的褪黑激素受光照和黑暗的调节，因此出现昼夜周期性变化。于是影响到人类的睡眠与觉醒、月经周期中的排卵以及青春期的到来；松果体分泌的褪黑激素能够影响和干预人类的许多神经活动，如睡眠与觉醒、情绪、智力等；褪黑素通过下丘脑或直接抑制垂体促性腺激素的分泌，从而抑制性腺活动，抑制性成熟，防止儿童早熟。

# 体中的胸腺和性腺

　　胸腺是机体的重要淋巴器，是具内分泌机能的器官。人体中的胸腺位于胸骨后面，紧靠心脏，呈灰赤色，扁平椭圆形，分左、右两叶，由淋巴组织构成。胚胎后期及初生时，人胸腺约重10～15克。随年龄增长，胸腺继续发育，到青春期约30～40克。此后胸腺逐渐退化，淋巴细胞减少，脂肪组织增多，至老年仅15克。胸腺的表面有结缔组织被膜，结缔组织伸入胸腺实质把胸腺分成许多不完全分隔的小叶。小叶周边为皮质，深部为髓质。皮质主要由淋巴细胞和上皮性网状细胞构成，胞质中有颗粒及泡状结构。网状细胞间有密集的淋巴细胞。胸腺的淋巴细胞，称为胸腺细胞，为较原始的淋巴细胞。皮质内还有巨噬细胞，但无淋巴小结。

　　胸腺是人体的免疫器官，能储存分泌免疫细胞和免疫分子等。随着年龄的增加，逐渐萎缩。具体来说，胸腺的功能主要有：一是产生T淋巴细胞。整个淋巴器官的发育和机体免疫力都必需有T淋巴细胞，胸腺为周围淋巴器官正常发育和机体免疫所必需。造血干细胞经血流迁入胸腺后，先在皮质增殖分化成淋巴细胞。其中小部分继续发育进入

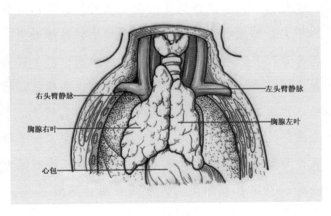

右头臂静脉　　　　　　　　　左头臂静脉

胸腺右叶　　　　　　　　　　胸腺左叶

心包

胸　腺

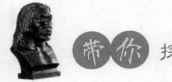

髓质，成为近于成熟的T淋巴细胞。这些细胞穿过毛细血管后微静脉的管壁，循血流迁移到周围淋巴结的弥散淋巴组织中。二是产生和分泌胸腺素和激素类物质。胸腺能使免疫缺陷病人的T细胞机能得到恢复。

性腺主要指男性的睾丸、女性的卵巢。其中，睾丸分泌男性激素睾丸酮，主要功能是促进性腺及其附属结构的发育，以及男性副性征的出现。另外还有促进蛋白质合成的作用。卵巢可分泌卵泡素、孕酮、松弛素和男性激素，功能主要有：刺激子宫内膜增生，促使子宫增厚、乳腺变大和出现女副性征等；促进子宫上皮和子宫腺的增生，保持体内水、钠、钙的含量，并能降血糖，升高体温；促进宫颈和耻骨联合韧带松弛，利于分娩；促使女性出现男性化的副性征。

 人类百花苑

## 垂体激素的功能

垂体激素的主要功能主要有：生长激素，促进生长发育，促进蛋白质合成及骨骼生长；产生催乳素，促进乳房发育成熟和乳汁分泌；产生促甲状腺激素，控制甲状腺，促进甲状腺激素合成和释放，刺激甲状腺增生，细胞增大，数量增多；产生促性腺激素，控制性腺，促进性腺的生长发育，调节性激素的合成和分泌；产生促肾上腺皮质激素，控制肾上腺皮质，促进肾上腺皮质激素合成和释放，促进肾上腺皮质细胞增生；产生卵泡刺激素，促进男子睾丸产生精子，女子卵巢生产卵子；产生黄体生成素，促进男子睾丸制造睾丸酮，女子卵巢制造雌激素、孕激素，帮助排卵；产生黑色素细胞刺激素，控制黑色素细胞，促进黑色素合成；产生抗利尿激素，管理肾脏排尿量多少，升高血压；产生催产素，促进子宫收缩，有助于分娩。

第十章

人类的防御与生殖系统

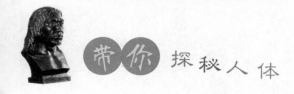

人类的防御系统包括表皮系统、免疫系统。其中，表皮系统包覆在生物体的表面，是生物体与外界环境的分界，保护生物体免受外来物的侵犯。表皮系统是动物最大的器官系统，除了保护的功能外，还有感觉、调节、分泌、排泄、呼吸、运动等功能。无脊椎动物的表皮大多为单层上皮细胞及黏附在胞膜外的分泌物。脊椎动物的外皮系统包括皮肤及皮肤衍生物。皮肤由表皮及真皮组成，位于皮肤浅表，为复层扁平上皮，从深到浅可分为四层，分别为基底层、棘细胞层、颗粒层、角质层。真皮之下为皮下组织，由疏松结缔组织及脂肪组织组成。表皮衍生物包括腺体和表皮外骨骼。腺体有黏液腺、皮脂腺、汗腺、乳腺、气味腺；表皮外骨骼有角质鳞、喙、羽毛、毛、爪、蹄、指甲、洞角等。真皮衍生物包括骨质鳞、鳍条、骨板、鹿角等。

免疫系统是生物体内一个能辨识出的"非自体物质"，如病菌，从而将之消灭或排除的系统。所有植物与动物都具有先天免疫系统。人体内的免疫系统是人体抵御病原菌侵犯最重要的保卫系统，由免疫器官（骨髓、胸腺、脾脏、淋巴结、扁桃体、小肠集合淋巴结、阑尾等）、免疫细胞（淋巴细胞、单核吞噬细胞、中性粒细胞、嗜碱粒细胞、嗜酸粒细胞、肥大细胞、血小板等），以及免疫分子（补体、免疫球蛋白、干扰素、白细胞介素、肿瘤坏死因子等细胞因子）组成。

生殖系统，是人体重要的器官系统，是生物体内的和生殖密切相关的器官成分的总称，功能是产生生殖细胞、繁殖新个体、分泌性激素和维持副性特征。人体生殖系统有男性和女性两类。按生殖器所在部位，又分为内生殖器和外生殖器两部分。男性内生殖器包括睾丸、附睾、输精管、射精管、精囊腺、前列腺等，外生殖器有阴茎和阴囊。女性内生殖器包括卵巢、输卵管、子宫和阴道，外生殖器有阴阜、阴蒂、阴唇、处女膜和前庭大腺等。接下来，本章就来分别谈一谈人类的身体防御系统与生殖系统。

# 人体的多功能外衣——皮肤

皮肤是人体最大的器官，总重量占体重的5%～15%。皮肤覆盖全身，使体内各种组织和器官免受物理性、机械性、化学性和病原微生物性的侵袭。皮肤有白、黄、红、棕、黑色等颜色，因人种、年龄及部位不同而异。人体的皮肤由表皮、真皮和皮下组织构成，并含有附属器官，如汗腺、皮脂腺、指甲、趾甲，以及血管、淋巴管、神经和肌肉等。人类的皮肤大体可以分为三类，即中性皮肤、油性皮肤

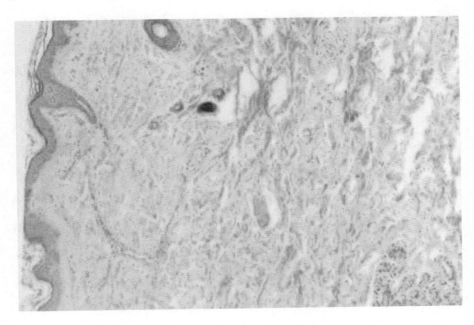

人体皮肤

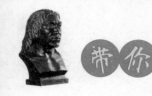
与干性皮肤。中性皮肤既不油腻又不干燥，皮肤组织紧密、厚薄适中、柔软润泽又富有弹性；油性皮肤的毛孔较粗糙、明显，油脂分泌旺盛，特别在青年时期。这类人易患痤疮，因皮脂分泌过旺及皮脂腺开口受阻所致，应注意洁面、少吃油腻食品；干性皮肤的皮肤干燥、粗糙，易起皱与细小裂痕，常有皮屑。不宜多用肥皂，尤其不能用碱性过重的肥皂。

人体的皮肤被覆于体表。皮肤除了可以保护机体，抵御外界侵害外，还有感受刺激、吸收、分泌、调节体温、维持水盐代谢、修复及排泄废物等功能。皮肤的屏障作用有：一是防止体内水分，电解质和其他物质的丢失；一是阻止外界有害物质的侵入。皮肤保持着人体内环境的稳定，在生理上起着重要的保护功能，同时参与人体的代谢过程。皮肤作为人体的一部分，参与全身的代谢活动。皮肤中有大量的水分和脂肪，它们不仅使皮肤丰满润泽，还为整个肌体活动提供

能量，可以补充血液中的水分或储存人体多余的水分。皮肤是糖的储库，能调节血糖的浓度，以保持血糖的正常。总之，皮肤对保障人体的健康起着重要作用。

具体来说，人体的皮肤具有保护、感觉、调节体温、吸收、分泌与排泄、新陈代谢等生理功能。

（1）保护功能。皮肤覆盖在人体表面，表皮各层细胞紧密连接，真皮中含有大量的胶原纤维和弹力纤维，使皮肤既坚韧又柔软，有一定的抗拉性和弹性。皮下组织疏松，含有大量脂肪细胞，有软垫作用。皮肤可以阻绝电流，皮肤的角质层是不良导体。皮脂腺能分泌皮脂，汗腺分泌汗液，两者混合可防止皮肤干裂。皮肤表面的皮脂膜呈弱酸性，能阻止皮肤表面的细菌、真菌侵入，有抑菌、杀菌作用。研究发现，人类皮肤中的细菌种类主要分为葡萄状球菌、链球菌、丙酸菌和棒状杆菌四类。（2）感觉功能。皮肤内含有丰富的感觉神经末梢，可感受外界的各种刺激，产生触觉、

痛觉、压力觉、热觉、冷觉等。

（3）调节体温。当外界气温较高时，皮肤毛细血管网大量开放，体表血流量增多，皮肤散热增加，使体温不致过高。当气温较低时，皮肤毛细血管网部分关闭，部分血流不经体表，直接由动静脉吻合支进入静脉中，使体表血流量减少，减少散热，保持体温。（4）分泌与排泄。皮肤的汗腺可分泌汗液，皮脂腺可分泌皮脂。皮脂在皮肤表面与汗液混合，形成乳化皮脂膜，滋润保护皮肤及毛发。皮肤通过出汗排泄体内代谢产生的废物，如尿酸、尿素。（5）吸收功能。皮肤能够有选择地吸收外界的营养物质。（6）新陈代谢。皮肤细胞有分裂繁殖、更新代谢的能力。皮肤的新陈代谢功能在晚上10点至凌晨2点之间最为活跃，在此期间保证良好的睡眠对养颜大有好处。

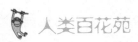

## 皮肤老化的原理

皮肤之所以富有弹性和光泽，主要靠皮肤内的成纤维细胞分泌胶原蛋白来形成皮肤的支架。随着人的衰老，表皮的基底层变薄，真皮的弹力纤维数量减少，纤维萎缩、断裂，弹力减弱；胶原蛋白产生减少，皮肤中层萎缩、塌陷，肌肉松弛，皮脂腺和汗腺的分泌减少，于是皮肤出现皱纹、萎缩、松弛、失去光泽和弹性等老年特征。由于毛囊的功能衰退，黑素生成减少，使毛发变成灰白色，同时由于毛根萎缩和再生能力降低，使毛发的数量也逐渐减少。于是整个皮肤即出现衰老症状。

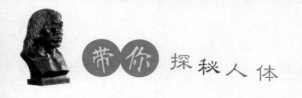
# 皮肤的温度

人类是恒温动物，体温恒定在36℃～37℃之间。人体组织器官和皮肤随部位不同会有很大的差别。人体肝脏的温度最高，其次是血管和肌肉，最后才是皮肤。皮肤的温度一般都低于37℃，受皮肤内血循环和外界气温的影响。一般是躯干比四肢高，四肢近心端比远心端高，血循环较丰富的头、面及掌跖处皮温也较高，最低的是耳壳、鼻尖及指端。夏季时胸部皮肤温度为36.6℃，大腿处为33.6℃；冬季时胸部为36.4℃，手部温度仅有10℃左右，相差很显著。另外，皮肤的微循环对体温的调节有重要作用。当体内外温度升高时，皮肤微循环血流增加，流速加快，血管扩张，出汗增加，以散发热量；反之，体内热产生低下，外界温度较低时，皮肤血流量降低，流速变慢，血管收缩，防止从皮肤散失热量。许多人认为饮酒可以祛寒，这是不完全正确的。饮酒后可以使皮肤微循环血管扩张、血流量增加，可以暂时起到温暖皮肤祛寒的作用，但同时也更加快了体内热量从皮肤散失，一旦酒精作用消失，便更觉寒冷，而且过量饮酒大醉时，皮肤微循环血管调节功能麻痹，对寒冷的抵抗力大大减弱。所以冬季不提倡饮酒取暖。

# 人体不可缺少的毛发

人体的毛发分为毛干和毛根两部分。毛干是露出皮肤之外的部分，即毛发的可见部分，由角化细胞构成，分为表皮、皮质及毛髓三层。毛干由含黑色素的细长细胞所构成，胞质内含有黑色素颗粒，黑色素使毛呈现颜色。毛根是埋在皮肤内的部分，是毛发的根部。毛根被毛囊包围。毛囊是上皮组织和结缔组织构成的鞘状囊。毛根和毛囊的末端膨大，称毛球。毛球的细胞分裂活跃，是毛发的生长点。毛球的底部凹陷，结缔组织突入其中，形成毛乳头。毛乳头内含有毛细血管及神经末梢，能营养毛球，并有感觉功能。人类身体各部位毛发的密度随性别、年龄、个体和种族等而异。一般头部最密，手背处很少。

人体除了头发和长在腋窝及阴阜外的长毛外，另有睫毛、眉毛、鼻毛、耳毛和一些细小的毳毛。小孩子全身除了手掌、脚掌及最后一节的指、趾骨上的皮肤外，几乎都被一层细小毳毛所覆盖。到了青春期，由性激素所引起的第二性征出现时，一部分细小的毳毛就会被长毛所替代。就女性而言，这种现象发生在腋窝和阴部，而男性除了这些地方外还包括脸、手、腿、胸部和腹部。人体随着年龄的不同，毛发的性质也会发生变化。胎毛是在子宫内生长在皮肤上的毛，胎毛在胎儿3个月时生长，毛干细而软，胎毛的长度都相同，在出生之前4个星期脱落。

人体毛发按其软硬度分为硬毛与毳毛两类，硬毛粗硬具有髓质，含有黑色素，颜色较深。硬毛可分为长毛和短毛两种。长毛，如头发、胡须、腋毛、阴毛、胸毛等，

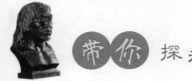
可长至10毫米以上；短毛较短且硬，如睫毛、眉毛鼻毛、耳毛等，长度小于10毫米。人体毛发中的胎毛是胎毛在子宫内生长在皮肤上的毛；毳毛是一种短而细软的毛，通常无髓无黑素，存在于除手掌、足外的所有平滑皮肤上。毳毛又称汗毛，细软无髓质，颜色较淡，主要分布面部、四肢和躯干部，长度在2厘米以下；终毛是一种长而粗硬的毛，有髓质及黑素。发、睫毛、眉毛、胡须、腋毛、阴毛，均为终毛；中间毛，即把形态介于毳毛与终毛之间的毛称为中间毛，有髓，含有中等量的黑素，多见于白种人的胸壁、腹壁和四肢。

另外，毛发的外形因种族不同而有一定的差异，分为直毛（含刚毛、滑毛、缓波状毛）、波状毛（长波状毛、短波状毛、弯状毛）、球状毛（缩毛、粗卷毛、涡状毛、螺旋状毛）。其中黄色人种92%以上为直毛，其余为波状毛和缩毛。毛发的粗细不同，与性别、个体、部位和种族有关。男子一般比女子粗。毛发由粗到细依次为须毛、阴毛、头发、腋毛和眉毛，刚出生时头发如丝又细又软，随着年龄增长，20岁左右头发最粗，此后毛发又逐渐变得纤细起来。

另外，人体毛发的颜色据人种、性别、年龄不同而变化，以头发为例：头发颜色的浓淡由头皮内所含黑色素的数量和分布状态所决定。皮

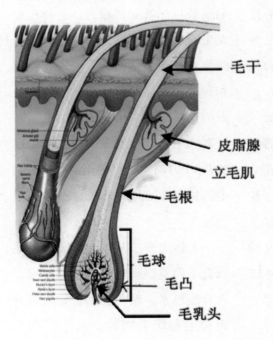

毛发图

质细胞中颗粒状色素愈多，发色就愈深。老年人头发呈银灰白色，是由于毛发组织空隙增大、色素减少等因素造成的。人类的头发有黑、褐、黄、红、白五种颜色。含黑色素多则呈黑色，少则成灰，无黑色素则成白色，若含铁色素多则呈红色。黄种人头发多为黑黄色，白种人头发多为金黄色或白色。黑种人头发以黑色为主。

人体毛发的主要化学成分是角蛋白，是由多种氨基酸组成，其中以胱氨酸的含量最高。自然头发中，胱氨酸含量约为15%~16%。毛发的功能主要有：一是加速汗液蒸发。通常毛发在沐浴或淋雨后可把水分从皮肤上引流向下，有毛处由于面积增大，可加速汗液的蒸发；二是毛发的分布显示了性别特征，表现人体第二性征。人体毛发是第二性征的表现，体现男性和女性气质，是重要的美容器官；三是通过毛发鉴定血型以及测量各种微量元素来判断疾病，辨明身份；四是减少外界损伤。具有机械性保护，防紫外线辐射，调节体温，引流水分和汗液，触觉敏感等作用。诸如头发覆于头皮，可减少外界的损伤，又可以防止紫外线的过度照射。睫毛对触觉极为敏感，异物遇睫毛可立即引起闭眼反应。鼻毛能阻止灰尘进入呼吸道。腋毛能减少局部摩擦。

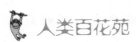
人类百花苑

### 人体中的阑尾

阑尾是人类的一种退化器官，长约7~9厘米，位于腹部的右下方，盲肠内侧，近端与盲肠相通。由于阑尾腔细小，又是盲管，食物残渣和粪石等容易掉入腔内，因堵塞管腔引起发炎。人出生后不久，淋巴组织便开始在阑尾中聚积，20岁左右达到高峰，之后迅速下降。在身体发育阶段，阑尾能够发挥淋巴器官的功能，促进B淋巴细胞成熟和免疫球蛋白A类抗体的生成。阑尾炎是腹部的常见病、多发病。但急性阑尾炎仍有0.1%～0.5%的死亡率。阑尾炎以青壮年多见，20～30岁为发病高峰。阑尾炎的症状有：右下腹疼痛；恶心、呕吐；便秘或腹泻；低烧；食欲不振和腹胀。阑尾炎腹痛开始的部位多在上腹部、剑突下或肚脐周围，最后固定于右下腹部。咳嗽、打喷嚏或按压时，右下腹都会疼痛。

# 人体中的脾脏与扁桃体

脾脏是人体中最大的淋巴器官，位于左上腹部。脾脏与膈肌和左肋膈窦相邻，前方有胃，后方与左肾、左肾上腺毗邻，下端与结肠脾沟相邻，脾门与胰尾相邻。脾脏为腹膜内位器官，由胃脾韧带、脾肾韧带、膈脾韧带、脾结肠韧带与邻近器官相连。脾脏由脾动脉供血。脾动脉是腹腔动脉最大的分支，在进入脾门前先分为上、下两支，或上、中、下三支，再分为二级分支或三级分支进入脾门。脾动脉分支进入脾实质后为节段动脉、进而分为小梁动脉，最后形成终末动脉。人体中还有副脾，是指正常脾脏以外，与正常脾脏结构相似、功能相同的组织，多位于脾门、脾蒂、大网膜，少数位于脾结肠韧带、胰尾、肠系膜、左侧卵巢等处。

脾的主要功能是过滤和储存血液。脾的质地较脆且血运丰富，很容易破裂，脾破裂会导致严重的大出血，是能够致死的腹部急症。脾脏是机体最大的免疫器官，占全身淋巴组织总量的25%，含有大量的淋巴细胞和巨噬细胞，是机体细胞免疫和体液免疫的中心，通过多种机制发挥抗肿瘤作用。脾脏切除会导致细胞免疫和体液免疫功能的紊乱，影响肿瘤的发生和发展。脾的肿大对于白血病、血吸虫病和黑热病等多种疾病的诊断有参考价值。脾脏本身的疾病较少见，如脾肿瘤。有肝硬化、肝癌、特发性门脉高压症、血小板减少性紫癜、何杰金氏病、白血病时，会出现脾大。脾大最多见的疾病是肝硬化、肝癌。

人体中的脾脏是体内促吞噬素的唯一来源。促吞噬素具有显著的抗肿瘤作用，通过激活多核白细胞、单核细胞、巨噬细胞，提高它们的吞噬、游离及产生细胞毒的功能，增强机体细胞免疫功能。脾脏拥有全身循环T淋巴细胞的25%，直接参与细胞免疫。脾脏对T淋巴细胞免疫的调节作用是肿瘤免疫的一个重要环节。B淋巴细胞约占脾内淋巴细胞总数的55%，能分泌特异性抗肿瘤的免疫球蛋白。另外，脾脏中大量的巨噬细胞具有强大的吞噬抗原颗粒的作用，还可作为抗原提呈细胞，调节和增强免疫应答。脾脏还能调节细胞毒素T淋巴细胞、淋巴因子，激活杀伤细胞，从而提高细胞的抗肿瘤作用。

扁桃体是一对扁卵圆形的淋巴器官，位于消化道和呼吸道的交会处——扁桃体窝内。扁桃体窝位于口咽外侧壁在腭咽弓和腭舌弓之间的三角形凹陷。粘膜上皮向实质内下陷形成不陷窝，称扁桃体小窝。扁桃体前下部分被子腭舌弓遮盖，其上端未被覆盖的部分由结缔组织构成的扁桃体体囊包绕，此囊仅借疏松结缔组织与咽肌相连。此处常是扁桃体周围脓肿形成部位。扁桃体的部位粘膜内含有大量淋巴组织，是经常接触抗原引起局部免疫应答的部位。扁桃体按位置分别称为腭扁桃体、咽扁桃体和舌扁桃体。其中，咽扁桃体在咽穹粘膜处，淋巴组织丰富；咽鼓管扁桃体是在咽鼓管咽口附近粘膜内的淋巴组织；舌扁桃体是在舌根部粘膜下有许多小结节状淋巴组织。

扁桃体以腭扁桃体最大，通常所说的扁桃体即指腭扁桃体。腭扁桃体有一对，位于舌腭弓与咽腭弓之间，卵圆形，表面为复层鳞状上皮所覆盖。上皮向扁桃体内部陷入形成10～20个隐窝，隐窝中含有脱落的上皮细胞。扁桃体的被膜是一层致密的结缔组织，把腭扁桃体与邻近器官隔开，有阻止腭扁桃体感染扩散的屏障作用。扁桃体可产生淋巴细胞和抗体，具有抗细菌抗病毒的防御功能。咽部是饮食和呼吸气的必经之路，咽部丰富的淋巴组织和扁桃体执行着机体这一特殊区域的防御保护任务。咽部易受溶血性链球菌、葡萄球菌和肺炎球菌等病菌的侵袭而发炎。当机体因过度疲劳、受凉而使抵抗力下降，扁桃体就会遭受细菌感染而发炎。

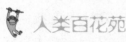 人类百花苑

## 人体内的T细胞

T细胞能直接杀伤靶细胞，辅助或抑制B细胞产生抗体，对特异性抗原和促有丝分裂原的应答反应以及产生细胞因子等，是身体中抵御疾病感染、肿瘤形成的斗士。T细胞不产生抗体，而是直接起作用。所以T细胞的免疫作用叫作"细胞免疫"。T细胞分为：辅助性T细胞（TH），具有协助体液免疫和细胞免疫的功能；抑制性T细胞（TS），具有抑制细胞免疫及体液免疫的功能；效应T细胞（TE），具有释放淋巴因子的功能；细胞毒T细胞（TC），具有杀伤靶细胞的功能；迟发性变态反应T细胞

（TD），参与Ⅳ型变态反应；放大T细胞（TA），扩大免疫效果；记忆T细胞（TM），记忆特异性抗原刺激。

# 人体中的免疫细胞

人体中的免疫细胞主要包括淋巴细胞、单核吞噬细胞、中性粒细胞、嗜碱粒细胞、嗜酸粒细胞、肥大细胞、血小板。免疫细胞主要指能识别抗原，产生特异性免疫应答的淋巴细胞等各种细胞。淋巴细胞是免疫系统的基本成分，主要是T淋巴细胞、B淋巴细胞受抗原刺激而被活化，分裂增殖，发生特异性免疫应答。除T淋巴细胞和B淋巴细胞外，还有K淋巴细胞和NK淋巴细胞，共四种类型。除淋巴细胞外，参与免疫应答的细胞还有浆细胞、粒细胞、肥大细胞、抗原呈递细胞及单核吞噬细胞系统的细胞。接下来我们就来介绍人体中的免疫细胞。

◆ 淋巴细胞

即胸腺依赖淋巴细胞，简称T细胞，来源于骨髓的多能干细胞。在人体胚胎期和初生期，骨髓中的一部分多能干细胞或前T细胞迁移到胸腺内，在胸腺激素的诱导下分化成熟，成为具有免疫活性的T细胞。成熟的T细胞经淋巴管、外周血和组织液等进行再循环，发挥细胞免疫及免疫调节等功能。

◆ B淋巴细胞

简称B细胞，源于骨髓的多能干细胞。B细胞淋巴瘤是一种最常见的淋巴细胞白血病。成熟的B细胞经外周血迁出，进入脾脏、淋巴结，主要分布于脾小结、脾索及淋

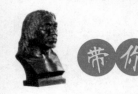
巴小结、淋巴索及消化道粘膜下的淋巴小结中，受抗原刺激后，分化增殖为浆细胞，合成抗体，发挥体液免疫的功能。

### ◆ K淋巴细胞

又称抗体依赖淋巴细胞，直接从骨髓的多能干细胞衍化而来。K细胞本身的杀伤作用是非特异性的，其对靶细胞的识别完全依赖于特异性抗体的识别作用。K细胞约占人外周血中淋巴细胞总数的5%～10%，但杀伤效应却很高。K细胞在腹腔渗出液、脾脏中较多，淋巴结中较少。K细胞的杀伤作用在肿瘤免疫、抗病毒免疫、抗寄生虫免疫、移植排斥反应及一些自身免疫性疾病中均有重要作用。

### ◆ NK淋巴细胞

是与T、B细胞并列的第三类群淋巴细胞，在外周血中约占淋巴细胞总数的15%，在脾内约有3%～4%，也可出现在肺脏、肝脏和肠粘膜，在胸腺、淋巴结和胸导管中罕见。NK细胞可非特异直接杀伤靶细胞。NK细胞杀伤的靶细胞主要是肿瘤细胞、病毒感染细胞、较大的病原体、同种异体移植的器官、组织等。

### ◆ 肥大细胞

碱性细胞在结缔组织和粘膜上皮内时，称肥大细胞。肥大细胞是和血液的嗜碱粒细胞同样，具有强嗜碱性颗粒的组织细胞，存在于血液中。肥大细胞呈圆形或卵圆形，细胞常成堆或单个分布于血管附近。肥大细胞白血病是肥大细胞在体内恶性增殖的晚期表现，一般症状与急性白血病相似，可引起一系列变态反应，如面色潮红、低血压、瘙痒或骨痛、头痛、支气管痉挛、呼吸困难、消化性溃疡和消化道出血。患者一般有贫血、血小板减少。

### ◆ 单核吞噬细胞系统

亦称巨噬细胞系统。是人体内具有强烈吞噬及防御机能的细胞系统，包括分散在全身各器官组织中的巨噬细胞、单核细胞及幼稚单核细胞。共同起源于造血干细胞，在骨髓中分化发育，经幼单核细胞发育成为单核细胞，在血液内停留12～102小时后，循血流进入结缔组织和其他器官，转变成巨噬细胞。巨噬细胞功能为吞噬清除体内病菌异物及衰老伤亡细胞；活化T.B.淋巴细胞免疫反应。

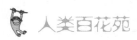

## 人类的神经系统

　　神经系统是由神经细胞（神经元）和神经胶质所组成，分为中枢神经系统和周围神经系统两大部分，是机体内起主导作用的系统。内、外环境的各种信息，由感受器接受后，通过周围神经传递到脑和脊髓的各级中枢进行整合，再经周围神经控制和调节机体各系统器官的活动，以维持机体与内、外界环境的相对平衡。人体各器官、系统的功能都是直接或间接处于神经系统的调节控制之下。

　　神经元是一种高度特化的细胞，是神经系统的基本结构和功能单位，具有感受刺激和传导兴奋的功能。神经元的突起根据形状和机能分为树突、轴突。根据突起的数目，可将神经元从形态上分为假单极神经元、双极神经元和多极神经元三类。神经元间联系方式是互相接触，而不是细胞质的互相沟通。接触部位称为突触，通常是一个神经元的轴突与另一个神经元的树突或胞体借突触发生机能上的联系，神经冲动由一个神经元通过突触传递到另一个神经元。

　　根据神经元的功能，又分为感觉神经元、运动神经元和联络神经

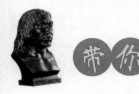

元。感觉神经元又称传入神经元，位于外周的感觉神经节内，接受内外界环境的各种刺激，经胞体和中枢突将冲动传至中枢；运动神经元又名传出神经元，位于脑、脊髓的运动核内或周围的植物神经节内；联络神经元又称中间神经元，位于感觉和运动神经元之间，起联络、整合等作用。神经胶质数目是神经元10~50倍，突起无树突、轴突之分，胞体较小，胞浆中无神经原纤维和尼氏体，不具有传导冲动的功能。神经胶质对神经元起着支持、绝缘、营养和保护等作用。神经节是神经元胞体在周围的集中部位，外面为结缔组织所包绕，并与一定的神经相联系。根据节内神经元的功能分为感觉性神经节、植物性神经节。感觉性神经节为感觉神经元胞体的聚集地，如脊神经后根节、三叉神经半月节等。植物性神经节由交感或副交感神经的节后神经元胞体集中所形成。

# 人体中的免疫分子

　　人体中的免疫分子主要由补体、免疫球蛋白、干扰素、白细胞介素、肿瘤坏死因子等细胞因子组成。免疫系统是机体防卫病原体入侵最有效的武器，但其功能的亢进会对自身器官或组织产生伤害。人体的免疫系统主要可分为细胞免疫和体液免疫。淋巴细胞是免疫的主要细胞，其次是巨噬细胞。淋巴细胞中又分T—淋巴细胞和B—淋巴细胞，前者是细胞免疫的主要细胞，后者是体液免疫的主体。

　　B淋巴细胞在抗原刺激下变为浆细胞所产生的免疫分子——抗体。由于抗原性质不同，免疫球蛋白分为IgG、IgM、IgA、IgD、IgE五类。每种免疫球蛋白对相应的抗原有特异性的结合作用，使抗原（病原体）凝集、沉淀或溶解，从而消灭它们。抗体构成人体的体液免疫功能。T 淋巴细胞受抗原刺激后所产生的免疫分子——细胞因子和补体。抗体与抗原结合后，可激活补体，补体是免疫系统中重要的免疫分子，能发挥溶解细菌和使被病毒感染的细胞膜破裂的作用。人体的淋巴因子能促进T 效应细胞的分化成熟，活化B 淋巴细胞和巨噬细胞，发挥抗病毒和抗肿瘤等免疫功能；人体的补体能溶解被感染的细胞和杀菌，中和与溶解病毒，从而加强和调节抗体的免疫功能。

巨噬细胞受抗原刺激后也能产生免疫分子——单核因子。单核因子能发挥抗病毒、抗肿瘤，促进免疫反应等作用。单核因子能促进白介素—1产生，调节淋巴细胞表面标志，如E花环受体、补体受体、Ⅱ类抗原的表达，促进炎症反应和免疫的应答等。干扰素有抗病毒和抗肿瘤等功能。总之，免疫分子主要由T淋巴细胞、B淋巴细胞和巨噬

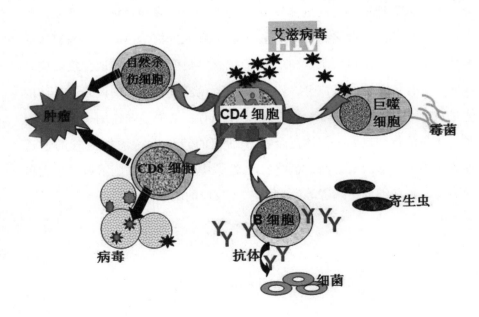

免疫系统

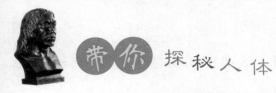

细胞受抗原刺激后所产生的。免疫分子主要有抗体、淋巴因子、补体和单核因子。免疫分子在抗原的刺激下，还能产生其它种类的免疫分子。下面我们来介绍一下人体中的免疫分子——补体。

补体是存在于正常人和动物血清与组织液中的一组经活化后具有酶活性的蛋白质。人们发现机体的免疫溶血活性或免疫杀菌活性，不仅需要抗体的热稳定成分，而且还需要存在于血浆中的热不稳定成分，所以人们把这种协助抗体发挥生物学作用的因子取名为补体。正常情况下，补体是血浆浆蛋白的组成成分。补体系统的各成分，以无活性的前体存在于血浆中。需要时，在激活物如抗原—抗体复合物等的作用下，依次被激活，最终发挥溶解、破坏细菌、病毒等致病物的作用。

补体分为补体固有成分、补体调控成分和补体受体。其中，补体固有成分分为4类：经典激活途径的C1、C2、C4；旁路激活途径的B因子、D因子和P因子；甘露聚糖结合凝集素激活途径的MBL和丝氨酸蛋白酶；参与共同末端通路的C3、C5、C6、C7、C8、C9。补体调控成分主要以可溶性和膜结合两种形式存在。补体受体可与相应的补体活性片段或调解蛋白结合，介导补体生物学效应。补体系统在激活过程中，可产生多种生物活性物质，引起一系列生物学效应，参与机体的抗感染免疫，扩大体液免疫效应，调节免疫应答。总的说来，补体的作用有：增强吞噬作用，增强吞噬细胞的趋化性；增加血管的通透性；中和病毒；细胞溶解作用；免疫反应的调节作用。

# 人类的男性生殖系统

男性生殖系统包括内生殖器、外生殖器。内生殖器由生殖腺（睾丸）、输精管道（附睾、输精管、射精管和尿道）和附属腺（精囊腺、前列腺、尿道球腺）组成。外生殖器包括阴囊和阴茎。其中，睾丸位于阴囊内，左右各一，扁椭圆体。表面包被致密结缔组织叫白膜。在睾丸后缘，白膜增厚并突入睾丸实质内形成放射状的小隔，把睾丸实质分隔成许多锥体形的睾丸小叶，每个小叶内含2～3条曲细精管。曲细精管之间的结缔组织内有间质细胞，分泌男性激素。睾丸具有产生精子和分泌雄性激素的功能。

男性进入青春期后，睾丸发育成熟，生精上皮上面的生精细胞和支持细胞不断生长，在腺垂体分泌的精子生成素的作用下及间质细胞所产生的雄激素的影响，精原细胞开始发育，增殖形成精子细胞，再变形为精子，脱落入曲精小管腔内。然后经曲精小管、直精小管、输出小管进入附睾中贮存，射精时，精子随精浆一同排出。睾丸分泌的雄性激素的主要生理作用有：刺激男性附性器官的发育；作用于曲精小管，有助于精子的生成与成熟；维持正常性功能；刺激红细胞的生成及长骨的生长；参与机体代谢活动，促进蛋白质合成（特别是肌肉、骨骼、生殖器官等部位）。

附睾紧贴睾丸的上端和后缘，分为头、体、尾三部。头部由输出小管组成，输出小管的末端连接一条附睾管。附睾管长约4～5米。功能一是为精子生长成熟提供营养；二是贮存精子。精子在此贮存、发育成熟并具有活力。输精管长约40厘米，从阴囊到外部皮下，再通过

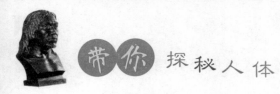

腹股沟管入腹腔和盆腔，在膀胱底的后面精囊腺的内侧，膨大形成输精管壶腹，其末端变细，与精囊腺的排泄管合成射精管。射精管长约2厘米，穿通道列腺实质，开口于尿道前列腺部。精索是一对扁圆形索条，由睾丸上端延至腹股沟管内口，由输精管、睾丸动脉、蔓状静脉丛、神经丛、淋巴管等构成。

人类男性生殖系统的附属腺包括：精囊腺，位于膀胱底之后，输精管壶腹的外侧，其排泄管与输精管末端合成射精管；前列腺，呈栗子形，位于膀胱底和尿生殖膈之间，分底、体、尖。功能是分泌一种含的较多草酸盐和酸性磷酸酶的乳状碱性液体，称为前列腺液。其作用是中和射精后精子遇到的酸性液体，从而保证精子的活动和受精能力。前列腺液是精浆的重要组成成份，约占精浆的20%。前列腺还分泌前列腺素，具有运送精子、卵子和影响子宫运动等功能；尿道球腺埋藏在尿生殖膈内，豌豆形，开口于尿道海绵体部的起始部。功能是分泌蛋清样碱性液体，排入尿道球部，参与精液组成。

人类男性生殖系统的外生殖器包括：阴囊，由皮肤构成的囊，皮下组织内含有大量平滑肌纤维。其皮肤为平滑肌和结缔组织构成的肉膜。阴囊内低于体温，对精子发育和生存有重要意义。精细胞对温度比较敏感，所以当体温升高时，阴囊舒张，便于降低阴囊骨的温度；当体温降低时，阴囊收缩，以保存阴囊内的温度；男性尿道既是排尿路又是排精管道。起于尿道内口，止于阴茎头尖端的尿道外口，成人长约18厘米，分为前列腺部、膜部和海绵体部，临床上将前列腺部和膜部全称为后尿道，海绵体部称为前尿道；阴茎，分为阴茎头、阴茎体和阴茎根三部分，头体部间有环形冠状沟。阴茎由两个阴茎海绵体和一个尿道海绵体，外面包以筋膜和皮肤而构成。海绵体腔与血管相通，若腔内充血海绵体膨大，则阴茎勃起。海绵体根部附着肌肉，协助排尿、阴茎勃起及射精。阴茎体

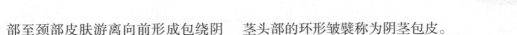

部至颈部皮肤游离向前形成包绕阴　茎头部的环形皱襞称为阴茎包皮。

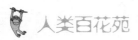

## 人类的神经系统

　　神经系统在调节机体的活动中，对内、外环境的刺激所作出的适当反应，叫做反射。反射是神经系统的基本活动方式。反射活动包括感受器→传入神经元（感觉神经元）→中枢→传出神经元（运动神经元）→效应器（肌肉、腺体）五个部分。只有在反射弧完整的情况下，反射才能完成。

　　神经系统包括脑和脊髓。脑和脊髓位于人体的中轴位，它们的周围有头颅骨和脊椎骨包绕。脊髓主要是传导通路，能把外界的刺激及时传送到脑，然后再把脑发出的命令及时传送到周围器官，起到了上通下达的桥梁作用。周围神经系统包括脑神经、脊神经和植物神经。脑神经共有12对，主要支配头面部器官的感觉和运动。人能看到周围事物，听见声音，闻出香臭，尝出滋味，以及有喜怒哀乐的表情等，都必须依靠这12对脑神经的功能。

　　脊神经共有31对，其中包括颈神经8对，胸神经12对，腰神经5对，骶神经5对，尾神经 1对。脊神经由脊髓发出，主要支配身体和四肢的感觉、运动和反射。植物神经也称为内脏神经，主要分布于内脏、心血管和腺体。心跳、呼吸和消化活动都受它的调节。植物神经分为交感神经和副交感神经两类，两者之间相互桔抗又相互协调，组成一个配合默契的有机整体，使内脏活动能适应内外环境的需要。

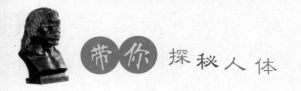

# 人类的女性生殖系统

女性生殖系统包括内生殖器、外生殖器两部分。其中内生殖器由生殖腺（卵巢）、输卵管道（输卵管、子宫、阴道）和附属腺（前庭大腺）组成；外生殖器包括阴阜、大阴唇、小阴唇、阴蒂、阴道前庭、前庭球等。卵巢位于骨盆侧壁的卵巢窝内，呈扁椭圆形，分上下端、前后缘、内外面，前缘有血管神经出入称卵巢门。卵巢上下端分别有卵巢悬韧带和卵巢固有韧带。卵巢皮质内藏有胚胎时期已生成的原始卵泡。输卵管是一对弯曲的肌性管，长约10～12厘米，内端连接子宫，外端开口于腹膜腔。由内向外分四部，子宫部最细，输卵管峡短而狭窄，输卵管壶腹粗而长，输卵管漏斗为末端膨大部分。

人类女性生殖系统的子宫位于小骨盆腔中央，在膀胱和直肠之间，下端接阴道，两侧有输卵管和卵巢。成年女子子宫的正常位置呈轻度前倾屈位。子宫韧带有子宫阔韧带、子宫圆韧带、子宫主韧带和骶子宫韧带。子宫阔韧带分为输卵管系膜、卵巢系膜、子宫系膜。子宫呈倒置梨形，前后略扁，分为底、体、颈三部。上端向上隆凸的部分叫子宫底。下部变细部分叫子宫颈，底与颈之间的部分叫子宫体。底、体内的腔叫子宫腔。子宫颈的内腔叫子宫颈管，上口叫子宫内口，通子宫腔。下口叫子宫外口，通阴道。子宫壁由粘膜、肌膜和浆膜三层构成，子宫粘膜叫子宫内膜。

人类女性生殖系统的阴道是一前后压扁的肌性管道。上端连接子宫颈，二者间形成阴道穹，分前部、后部和侧部。下部穿过尿生殖膈，开口于阴道前庭。处女的阴道口周围有处女膜附着。人类女性生殖系统的外生殖器包括阴阜、大阴唇、小阴唇、阴蒂、阴道前庭、前庭球等结构。其中，阴蒂又称阴核、阴豆，位于两侧小阴唇之间的顶端，是两侧大阴唇的上端会合点；被阴蒂包皮包绕，长约4厘米。末端为一个圆头，其尖端膨大称阴蒂头。阴蒂是女性最重要的性敏感部位。轻微的接触或刺激都会引起强烈的性激发和性快感，甚至适当的刺激可使女性达到性高潮，因此是女性最喜欢自慰的刺激部位。

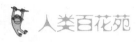

人类百花苑

## 人类的神经系统

神经系统按其所在部位和功能，分为中枢神经系统和周围神经系统。中枢神经系统包括位于颅腔内的脑和位于椎管内的脊髓。脑是中枢神经系统的头端膨大部分，位于颅腔内。人类的大脑不仅是人类各种机能活动的高级中枢，也是人类思维和意识活动的物质基础。脊髓位于椎管内，脊髓前、后面的两侧发出许多条细的神经纤维束，叫做根丝。一定范围的根丝向外方集中成束，形成脊神经的前根和后根。前、后根在椎间孔处合并形成脊神经。

周围神经系统联络于中枢神经和其它各系统器官之间，包括与脑相连的脑神经和与脊髓相连的脊神经。按其所支配的周围器官的性质，分为分布于体表和骨骼肌的躯体神经系和分布于内脏、心血管和腺体的内脏神经系。周围神经的主要成分是神经纤维。将来自外界或体内的各种刺激转变为神经信号向中枢内传递的纤维，称为传入神经纤维，由这类纤维所构成的神经叫传入神经或感觉神经；向周围的靶组织传递中枢冲动的神经纤维，称为传出神经纤维，由这类神经纤维所构成的神经称为传出神经或运动神经。

　　分布于皮肤、骨骼肌、肌腱和关节等处，将这些部位所感受的外部或内部刺激传入中枢的纤维，称为躯体感觉纤维；分布于内脏、心血管及腺体等处并将来自这些结构的感觉冲动传至中枢的纤维，称为内脏感觉纤维；分布于骨骼肌并支配其运动的纤维，叫躯体运动纤维；支配平滑肌、心肌运动以及调控腺体分泌的神经纤维，叫做内脏运动纤维，由它们所组成的神经叫植物性神经。